Die Mami-Checklisten

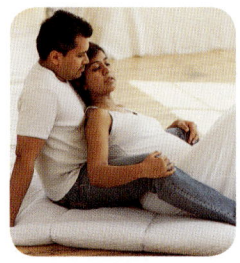 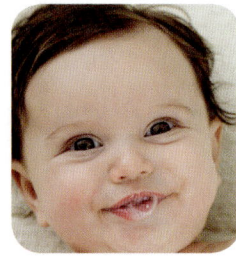 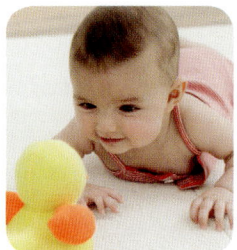

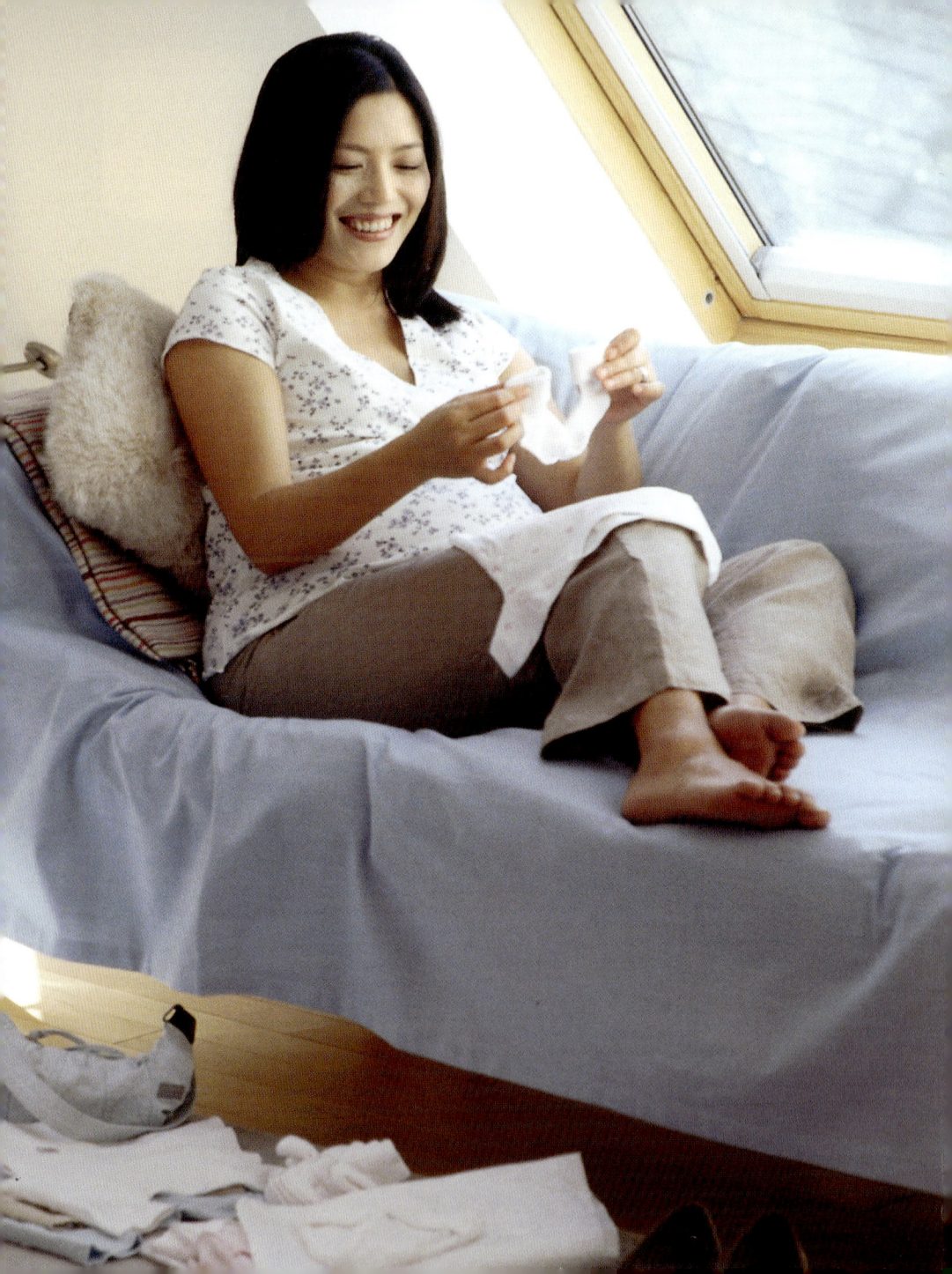

Die Mami-Checklisten

Perfekt vorbereitet auf
Schwangerschaft, Geburt und
Babys erstes Jahr

Karen Sullivan

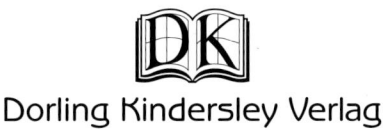

Dorling Kindersley Verlag

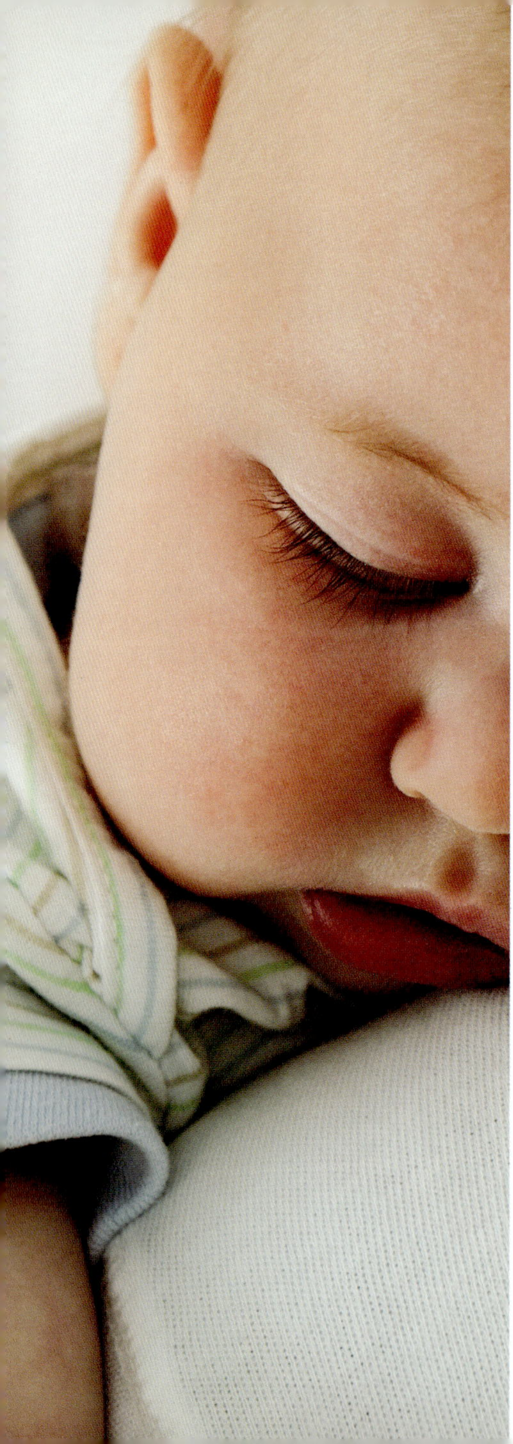

DORLING KINDERSLEY
London, New York, Melbourne,
München und Delhi

Projektbetreuung Angela Baynham
Gestaltung Hannah Moore
Lektorat Helen Murray
Bildredaktion Liz Sephton, Romaine Werblow,
Glenda Fisher
Herstellung Kelly Salih, Jenny Woodcock,
Mandy Inness
Cheflektorat Penny Warren
Programmleitung Peggy Vance

Für die deutsche Ausgabe:
Programmleitung Monika Schlitzer
Projektbetreuung Kathrin Nord
Herstellungsleitung Dorothee Whittaker
Herstellung Anna Strommer

Bibliografische Information Der Deutschen Bibliothek
Die Deutsche Bibliothek verzeichnet diese Publikation in der
Deutschen Nationalbibliografie; detaillierte bibliografische
Daten sind im Internet über http://dnb.ddb.de abrufbar.

Titel der englischen Originalausgabe:
Pregnancy & birth
The essential checklists

Übersetzung Ursula Bischoff
Lektorat Dr. Nikola Schmidt

ISBN 978-3-8310- 1621-1

Printed and bound in China by Hung Hing Printing Group Ltd.

Besuchen Sie uns im Internet
www.dk.com

Hinweis
Die Informationen und Ratschläge in diesem Buch sind von
den Autoren und vom Verlag sorgfältig erwogen und geprüft,
dennoch kann eine Garantie nicht übernommen werden.
Eine Haftung der Autoren bzw. des Verlags und seiner
Beauftragten für Personen-, Sach- und Vermögensschäden ist
ausgeschlossen.

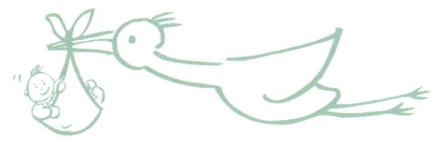

Inhalt

Vorwort

Eine Schwangerschaft, ob geplant oder überraschend, ist eine sehr emotionale und einschneidende Erfahrung. Sie müssen die hormonellen Veränderungen verkraften und sollen zugleich Schwangerschaft und Beruf auf einen Nenner bringen, die Geburt planen und sich auf ein Leben mit Baby vorbereiten. Es gilt, eine Fülle von Optionen zu bedenken, Vorbereitungen zu treffen und nicht zuletzt sollten Sie sich mit dem Gedanken der Mutterschaft vertraut machen.

Aber Hilfe naht: Dieses unverzichtbare Buch unterstützt Sie dabei, Ihr Leben neu zu organisieren, die Schwangerschaft zu genießen, Ihre Wunschgeburt zu planen und den Alltag mit Ihrem Kind zu bewältigen. Es enthält Tipps zu allen wichtigen Themen: zur Gesundheit, zur Wahl von Geburtsort und -art, zur Einrichtung des Kinderzimmers, zum Kauf der Erstausstattung, zur Schmerzintervention, zum Geburtsvorbereitungskurs, zur Kinderbetreuung, zum Umgang mit Schwangerschaft im Beruf und auch zum Baden und Einschlafen Ihres Babys.

Sie erfahren, wie Sie optimal mit Ihrem finanziellen Budget zurechtkommen und erhalten Informationen zum Mutterschutzgesetz und zu den Leistungen des Gesundheitssystems. Sie finden Tabellen, um Schlafgewohnheiten, Mahlzeiten, Wachstums- und Entwicklungsstadien Ihres Kindes aufzuzeichnen. Zudem bekommen Sie Informationen zur Förderung einer gesunden Entwicklung. Wir befassen uns mit Reisen und Transport, den wichtigsten Utensilien in Ihrer Handtasche während der Schwangerschaft und mit dem Inhalt von Klinik- und Wickeltasche. Ich zeige außerdem die wichtigsten Anzeichen der Geburtswehen auf und gebe Ihnen eine Checkliste für Ihren Geburtspartner zur Hand.

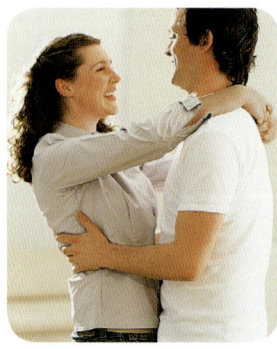 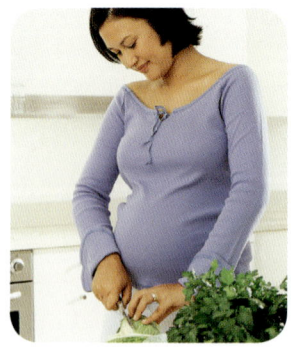 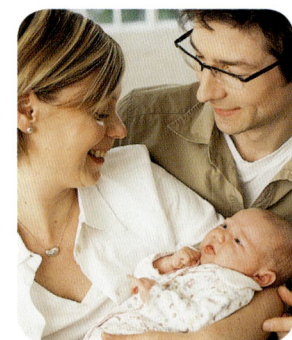

Nach der Geburt Ihres Babys informiere ich Sie über das Stillen (inklusive möglicher Probleme), über die Zubereitung von Flaschennahrung und über das Abstillen. Der Impfplan, allgemeine Gesundheitsprobleme, das Zahnen, die standesamtliche Anmeldung Ihres Babys und die Beantragung des ersten Reisepass werden erklärt. Zudem helfe ich Ihnen bei der Auswahl altersgerechter Spielsachen, um Ihr Baby im ersten Jahr zufriedenzustellen.

Gleich, ob Sie das erste Kind erwarten oder bereits Mutter sind, dieses Buch wird Ihnen sehr nützlich sein. Durch sein handliches Format und die übersichtlichen Checklisten sehen Sie auf einen Blick, was Sie in welcher Situation oder unter welchen Umständen brauchen oder beachten sollten. So können Sie Ihre wertvolle Zeit effektiv nutzen. Die erledigten Aufgaben haken Sie während der Monate vor und nach der Geburt ab. Auf diese Weise haben Sie immer im Blick, was noch geplant, vorbereitet und angeschafft werden sollte. In die Leerzeilen am Ende der Checklisten können Sie Ihre eigenen Anmerkungen eintragen, sodass Sie dieses Buch auf Ihre ganz persönliche Situation und die Ihres Babys abstimmen können.

Die Mami-Checklisten geben Ihnen viele wertvolle Ratschläge und helfen Ihnen nicht nur dabei, den Überblick zu behalten, sondern auch immer einen Schritt voraus zu sein. So bleibt Ihnen genug Zeit für die wirklich wichtigen Dinge.

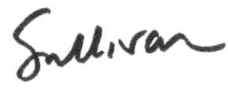

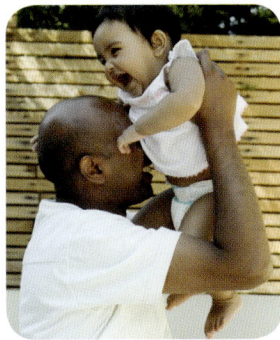
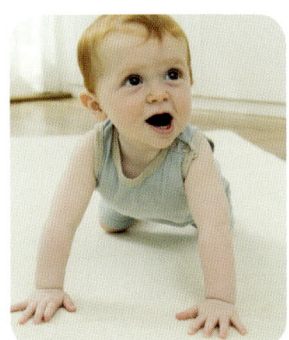
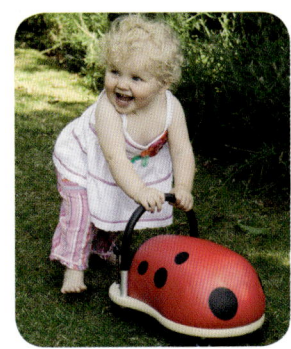

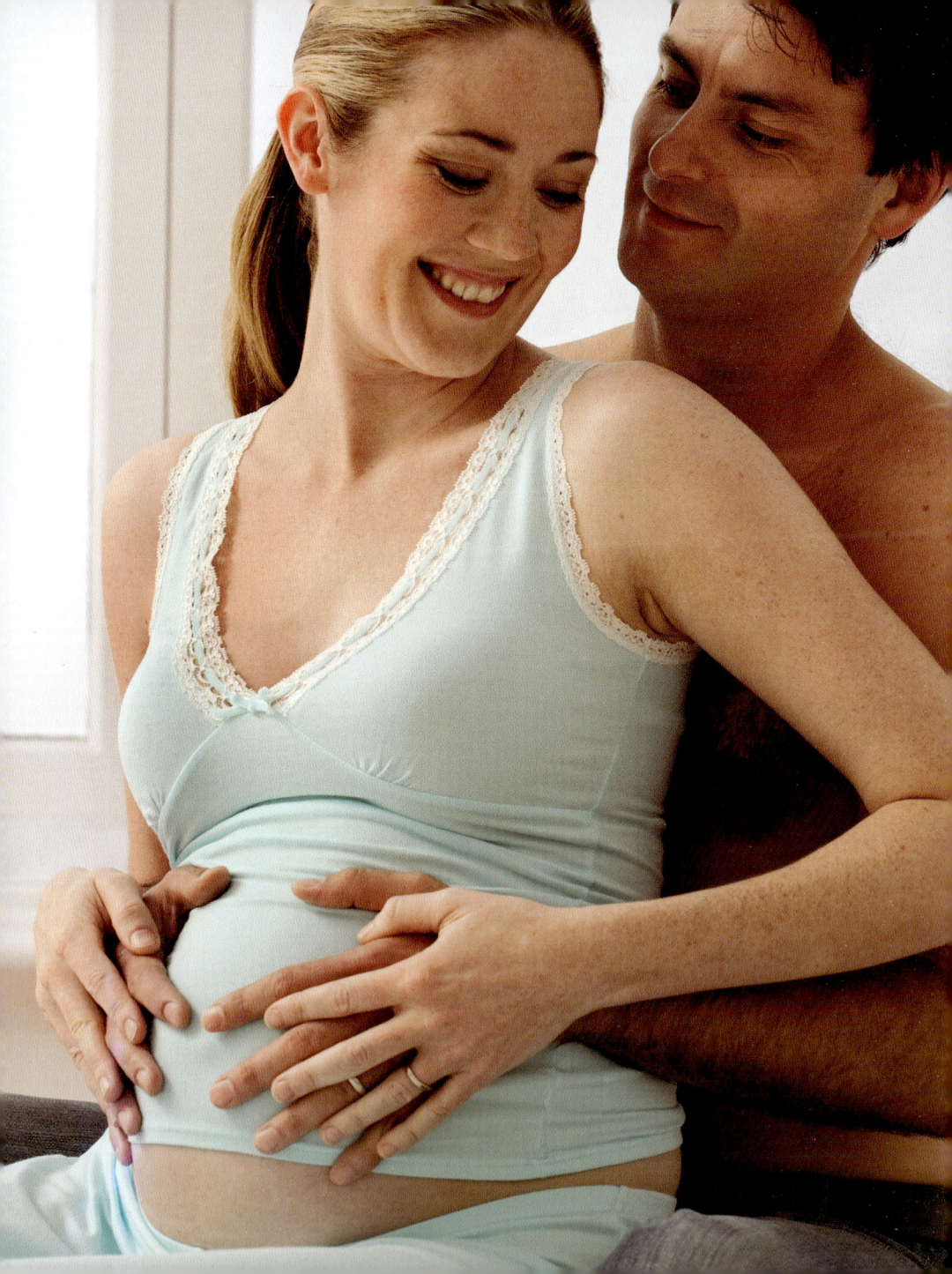

Schwangerschaft

Der positive Schwangerschaftstest

Mit der Ankündigung, dass Sie Mutter werden, wird ein neuer Lebensabschnitt eingeläutet. Jetzt ist der ideale Zeitpunkt, um mit Planung und Vorbereitung zu beginnen. Vielleicht haben Sie mit gemischten Gefühlen auf die Neuigkeit reagiert, das ist ganz normal. Die Aktivitäten helfen Ihnen, sich auf die Veränderungen einzustellen.

- **Machen Sie einen 2. Test.** Sicher ist sicher, auch wenn Schwangerschaftstests heute sehr zuverlässig sind.
- **Vereinbaren Sie einen Termin beim Gynäkologen,** um die weitere Betreuung in die Wege zu leiten.
- **Informieren Sie Ihren Gynäkologen über aktuelle Impfungen.**
- **Nehmen Sie keine neuen Medikamente ein und sprechen Sie mit Ihrem Gynäkologen, wenn Sie regelmäßig Medikamente einnehmen müssen.**
- **Errechnen Sie den voraussichtlichen Geburtstermin** (siehe S. 11).
- **Beginnen Sie mit der Einnahme von Folsäure.** Das ist wichtig für die fetale Entwicklung.
- **Verzichten Sie auf Alkohol und Zigaretten.** Sie können beim Baby gesundheitliche Probleme verursachen.
- **Achten Sie auf gesunde Ernährung** (siehe S. 18–19) mit viel frischem Obst und Gemüse, magerem tierischen Protein, hochwertigen Kohlehydraten und eisen- und folsäurehaltigen Nahrungsmitteln.
- **Sorgen Sie für ausreichend Bewegung:** Körperliche Fitness erleichtert Schwangerschaft und Geburt (siehe S. 28–29).
- **Schränken Sie den Kaffeekonsum ein.** Trinken Sie entkoffeinierten Kaffee oder Kräutertee. Wenig Koffein schadet dem Baby nicht, in großen Mengen erhöht es aber das Risiko einer Fehlgeburt.
- **Hören Sie auf Ihren Körper:** Sind Sie müde, machen Sie ein Nickerchen; bei Hunger essen Sie einen Snack. Schwangerschaftsbeschwerden beheben Sie am besten, wenn Sie auf die Signale Ihres Körpers achten.
- **Verbreiten Sie die Neuigkeit.** Manche warten bis zur ersten Ultraschalluntersuchung oder bis die Zwölf-Wochen-Marke erreicht ist. Aber einer engen Vertrauten wollen Sie die gute Nachricht bestimmt jetzt schon erzählen, oder?

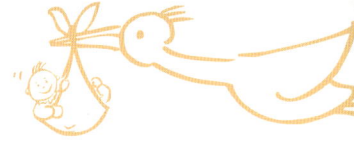

- **Sorgen Sie für ein unterstützendes Netzwerk** aus Freunden, Verwandten, Partner, Arzt und/oder Hebamme, die Ihre Fragen in den kommenden Monaten beantworten können.

- **Schließen Sie sich einer Online-Community für Schwangere** und frisch gebackene Mütter an, die mit Rat und eigenen Erfahrungen dienen können.

- **Legen Sie ein Schwangerschaftstagebuch an.** Notieren Sie Ihre Gefühle, Symptome, Hoffnungen und Pläne. Bitten Sie Ihren Partner oder eine Freundin, jeden Monat ein Foto von Ihnen zu machen, um die körperlichen Veränderungen zu dokumentieren.

- **Kaufen oder leihen Sie sich ein paar Bücher zur Schwangerschaft,** um nachzuvollziehen, was mit Ihrem Baby und Ihrem Körper geschieht.

- **Halten Sie nach einem geeigneten Geburtsvorbereitungskurs Ausschau,** auch wenn Sie erst in ein paar Monaten damit beginnen. Viele sind schon frühzeitig ausgebucht.

- **Informieren Sie sich auf seriösen Internetseiten,** z. B. unter www.babycentre.de, www.babycenter.at, www.babycenter.ch.

- **Genießen Sie Ihre Schwangerschaft.**

- _____

- _____

- _____

Der errechnete Geburtstermin

Man berechnet den Termin, indem man 7 Tage zum 1. Tag der letzten Periode dazuzählt und dann 3 Monate abzieht. War die letzte Periode z. B. am 1. Februar, ist der errechnete Geburtstermin der 8. November. Bei der ersten Ultraschalluntersuchung wird das Datum noch einmal genauer bestimmt.

Vorsorgeuntersuchungen

Sobald die Schwangerschaft bestätigt ist, finden regelmäßige Vorsorgeuntersuchungen statt. Diese Phase ist aufregend, voller Spannung, Ängste und körperlicher Veränderungen. Die Vorsorge- und Ultraschalluntersuchungen sind eine ideale Gelegenheit, um Fragen zu stellen und Sorgen auszuräumen.

Vorsorgeuntersuchungen

Die Mutterschaftsrichtlinien der Ärzte und Krankenkassen schreiben folgende Untersuchungen vor:

- **Bis zur 32. Woche alle 4 Wochen**
- **Danach alle 2 Wochen bis zum errechneten Geburtstermin**
- **Im Anschluss alle 2 Tage bis zum 10. Tag über Termin**
- **Bei Risikoschwangerschaften alle 2 Wochen, danach wöchentlich**

Blutuntersuchungen

Nach der Erstuntersuchung durch den Gynäkologen wird eine Blutprobe entnommen und Folgendes bestimmt oder getestet:

- **Blutgruppe**
- **Rhesusfaktor** (positiv oder negativ)
- **Antikörpersuchtest**
- **HIV (freiwillig)**
- **Hepatitis B**
- **Rötelimmunität**
- **Menge des roten Blutfarbstoffs (Hb-Wert)**

Ultraschalluntersuchungen

Es sind drei Ultraschalluntersuchungen vorgesehen, bei Risikoschwangerschaften mehr.

- **9.–12. Schwangerschaftswoche:** zur Bestätigung des Geburtstermins, um Zwillinge zu entdecken, evtl. zur Messung der Nackentransparenz (NT) und, um die Wahrscheinlichkeit eines Down–Syndroms abzuschätzen

○ **19.–22. Schwangerschaftswoche:** um die Entwicklung des Babys und den Sitz der Plazenta zu überprüfen

○ **29.–32. Schwangerschaftswoche:** siehe 19.–22. Schwangerschaftswoche

Ersttrimester-Screening

○ **11.–14. Schwangerschaftswoche:** kombinierter, freiwilliger Test mit NT- (s. I.) und Blutuntersuchung, zur Früherkennung von Spina bifida, Down–Syndrom etc.

Diagnostische Tests

○ **Das Gewicht** wird bei jeder Untersuchung ermittelt, um zu überprüfen, ob Sie zu viel oder zu wenig zunehmen.

○ **Urinuntersuchungen** werden bei jedem Vorsorgetermin durchgeführt, um das Vorhandensein von Eiweiß (Gefahr einer Präeklampsie), Harnwegs-infektionen und Zucker (oft Anzeichen eines Schwangerschaftsdiabetes) zu überprüfen.

○ **Blutdruckmessungen** finden bei jedem Vorsorgetermin statt, um auszu-schließen, dass er übermäßig steigt (Gefahr einer Präeklampsie).

Wenn beim Ersttrimester-Screening ein hohes Risiko für Down–Syndrom oder andere Chromosomen-Störungen festgestellt wurde, wird Ihnen Folgendes angeboten:

○ **Chorionzottenbiopsie:** In der 10.–12. Schwangerschaftswoche wird eine Probe Choriongewebe (fingerdicke Auswüchse am Rand der Plazenta) entnommen und deren genetische Information überprüft.

  ○ Bei der transvaginalen Chorionzottenbiopsie wird ein Katheter oder eine Zange in den Gebärmutterhals eingeführt.

  ○ Bei der transabdominalen Chorionzottenbiopsie wird eine Nadel durch die Bauchdecke in die Plazenta eingeführt.

○ **Amniozentese:** In der 15.–18. Schwangerschaftswoche wird eine Nadel durch die Bauchdecke in die Gebärmutter eingeführt und Fruchtwasser für Tests entnommen.

○ _____

○ _____

○ _____

Finanzplanung

Der Beginn der Schwangerschaft ist ein guter Zeitpunkt, um Ihre Finanzen zu analysieren und zu planen. Ein Baby kann teuer sein, aber mit kleinen Budget-Umschichtungen und Sparmaßnahmen können Sie Ihre finanzielle Situation stabilisieren und die Freuden des Elternseins umso mehr genießen.

○ **Berechnen Sie Ihre monatlichen Ausgaben** (Fixkosten eingeschlossen).

○ **Ziehen sie einen Wechsel zu günstigeren Dienstleistungsanbietern in Betracht** (z. B. Telefon).

○ **Überprüfen Sie Ihre Kontoauszüge,** um sicherzugehen, dass Daueraufträge und Einzugsverfahren korrekt, aktuell und notwendig sind.

○ **Achten Sie auf Ihre Kreditkartenzahlungen** und überziehen Sie die Karte nicht, weil die Zinsen sehr hoch sind.

○ **Kalkulieren Sie Einnahmen (Elterngeld) und Ausgaben** während des Mutterschutzes. Suchen Sie im Internet nach Webseiten, die Ihnen bei der Berechnung des Elterngelds behilflich sein können und berechnen Sie, wie viel Ihnen übrigbleiben wird.

○ **Setzen Sie die Einkünfte niedrig an,** damit Sie flexibel sind, wenn Sie später als geplant in Ihren Beruf zurückkehren oder kürzer arbeiten möchten.

○ **Informieren Sie sich über alle Beihilfen,** die Ihnen zustehen.

○ **Die Kinderbetreuung ist oft der größte Kostenfaktor.** Erkundigen Sie sich nach Steuergutschriften und Beihilfen vom Staat für berufstätige Mütter.

○ **Überlegen Sie, ob Sie das richtige Auto haben:** Sie brauchen ein praktisches und zuverlässiges Fahrzeug. Haben Sie einen Zweisitzer, brauchen Sie ein größeres Auto. Halten Sie nach einem Gebrauchtwagen Ausschau, neue Autos verlieren schnell an Wert.

○ **Sparen Sie monatlich einen kleinen Betrag** für die Zeit nach der Geburt. Auch eine kleine Summe wird schnell mehr.

○ **Errechnen Sie die geschätzten Kosten für den »Unterhalt« Ihres Babys,** einschließlich Fremdbetreuung, Windeln, Fertignahrung (wenn Sie nicht stillen), Babyausstattung, Kleidung, Pflegeprodukte, Spielzeug und Bücher.

○ **Kaufen Sie monatlich nur ein wichtiges Produkt der Babyausstattung,** um die Kosten zu verteilen.

○ **Schreiben Sie eine Wunschliste mit teuren Produkten,** z. B. Babybett, Kinderwagen und Autositz, die Freunde und Verwandte gemeinsam schenken können (siehe S. 78).

○ **Bedenken Sie, dass die teuersten Produkte** nicht immer die besten sind.

○ **Kein falscher Stolz!** Bitten Sie Familienmitglieder oder Freunde mit älteren Kindern, Ihnen gebrauchte Babyausstattung oder Kleidung zu leihen. Stöbern Sie auf Kinderflohmärkten, in Secondhandläden oder bei eBay.

○ _____

○ _____

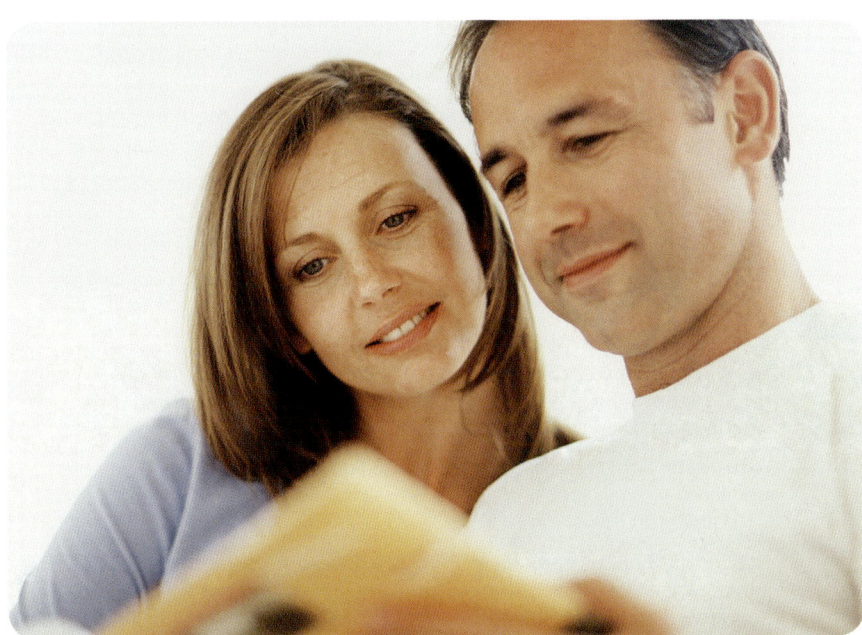

Umstandskleidung

Die Schwangerschaft ist eine Gelegenheit, um sich neu einzukleiden. Aber beschränken Sie sich auf das Nötigste. Am Ende der Schwangerschaft haben Sie die Sachen vermutlich satt und ziehen sie nie wieder an. Hier einige Tipps, wie Sie sich gut und günstig kleiden:

○ **Denken Sie beim Einkauf an die Jahreszeit.** So bleiben Sie nicht auf langärmeligen Tops sitzen, wenn Sie im Sommer hochschwanger sind.

○ **Fangen Sie mit wenigen Basics an, die Sie nach Bedarf ergänzen.** Legen Sie sich jeden Monat 1 oder 2 neue Teile zu, um die Garderobe aufzupeppen.

○ **Für den Arbeitsplatz** ist neutrale Kleidung mit einfachem Schnitt ideal, die Sie mit Schals oder Schmuck ergänzen.

○ **Gebrauchte Schwangerschaftskleidung** von Freundinnen und Verwandten können Sie gut zu Hause tragen. So bleibt mehr Geld für die »Geschäftskleidung« übrig.

○ **Denken Sie an Ihren Stil und die Bequemlichkeit.** Falls Sie sich schon vorher in Kleidern und Kostümen nicht wohl gefühlt haben, werden Sie das jetzt kaum tun.

○ **Achten Sie auf Qualität und angenehmes Material,** denn Sie werden es oft tragen.

○ **Investieren Sie in 2 gut sitzende Schwangerschafts-Büstenhalter,** auch wenn sie in wenigen Monaten durch größere ersetzt werden müssen. Oder Sie kaufen gegen Ende der Schwangerschaft gleich Still-BHs.

○ **Spezielle Slips sind unnötig.** Kaufen Sie einfach eine Nummer größer. Das gilt aber nicht für andere Schwangerschaftskleidung, die auf den zunehmenden Bauchumfang zugeschnitten ist.

○ **Legen Sie sich eine Schwangerschaftshose** aus dehnbarem Material mit verstellbarem Bund zu oder wählen Sie eine Hose, deren Bund unter dem wachsenden Bauch sitzt.

○ **Alte Jeans** können vorne ausgeschnitten und mit einem Stretcheinsatz versehen werden. In Spezialgeschäften gibt es auch breite Gürtel, die einen offenen Knopf verstecken.

○ **Stöbern Sie im Schrank Ihres Partners.** Große T-Shirts, Hemden oder Strickjacken lassen sich mit einem Gürtel raffen, sind bequem und schonen das Budget.

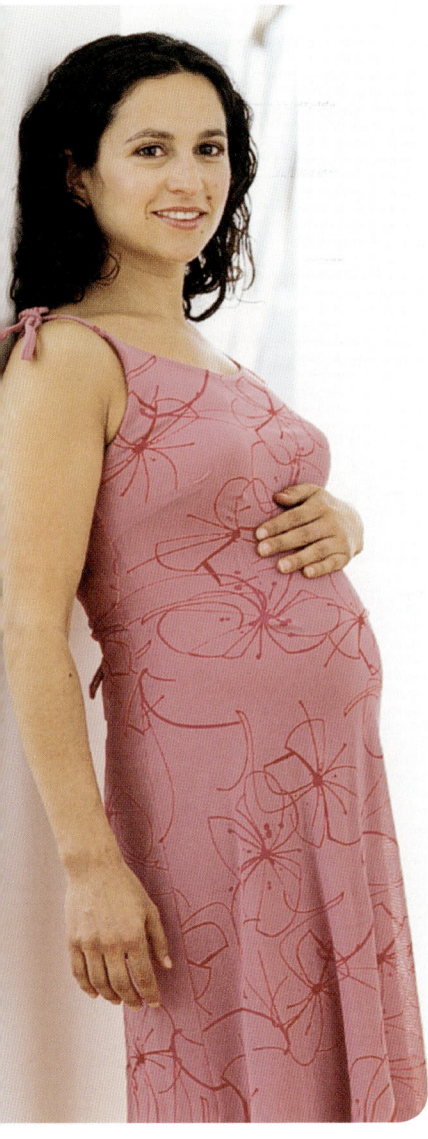

○ **Kleider im Empire-Stil** können Sie bis zum Ende der Schwangerschaft tragen.

○ **Ein sogenanntes Bauchband** (oder ein breites Tuch) füllt die Lücke zwischen T-Shirt oder Top und Hose, wenn der Taillenumfang wächst.

○ **Vergessen Sie die Schuhe nicht.** Der Schwerpunkt verlagert sich jetzt nach vorne und High Heels können gefährlich sein (und unbequem obendrein). Tragen Sie elegante, flache Schuhe oder solche mit niedrigem Absatz.

○ **Im Sommer** sollten Sie Kleidung aus Naturfasern wie Leinen oder Baumwolle tragen. Weit geschnittene Kleider oder Hosen und fließende Röcke und Tops sorgen für Kühle.

○ **Brauchen Sie wirklich einen Wintermantel?** Gegen Ende der Schwangerschaft ist Ihnen oft sehr warm und Sie werden es vorziehen, mehrere Schichten übereinander zu tragen als einen dicken Mantel oder eine Jacke.

○ _____

○ _____

○ _____

○ _____

Ernährung in der Schwangerschaft

Inzwischen wird Ihnen bewusst sein, dass eine gesunde Kost in der Schwangerschaft sehr wichtig ist. Sie bewirkt, dass Ihr Baby genug Nährstoffe für ein optimales Wachstum und Entwicklung enthält, dass das Risiko von Schwangerschaftskomplikationen verringert wird und Ihre Energie erhalten bleibt. Zu einer gesunden Ernährung gehören:

○ **Vollkornprodukte,** z. B. Vollkornbrot und Nudeln, Naturreis, Hülsenfrüchte und Getreide (Gerste, Hafer, Quinoa), die Energie, Ballaststoffe (siehe gegenüber) und essenzielles Vitamin B enthalten

○ **Kalzium** für eine gesunde Entwicklung von Knochen und Zähnen Ihres Babys, zu finden in Milch- und Sojaprodukten, grünem Blattgemüse und einigen Fischarten

○ **Folsäure** für das Nervensystem Ihres Babys; Lieferanten sind dunkelgrüne Gemüse, Nüsse und Vollkornprodukte.

○ **Protein** ist unerlässlich für die Entwicklung der fetalen Körperzellen. Hochwertige Proteinquellen sind Hülsenfrüchte, Vollkorn-, Soja- und Milchprodukte, Nüsse, Eier, mageres Fleisch, Geflügel und Fisch.

○ **Vitamin C** bekämpft Infektionen, verbessert die Aufnahme von Eisen und fördert das Wachstum der Plazenta. Frisches Obst und Gemüse enthalten viel Eisen.

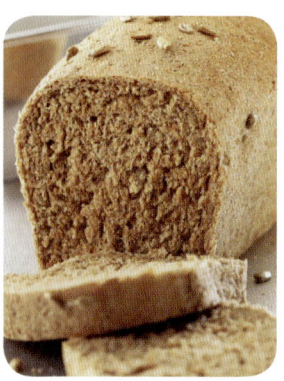 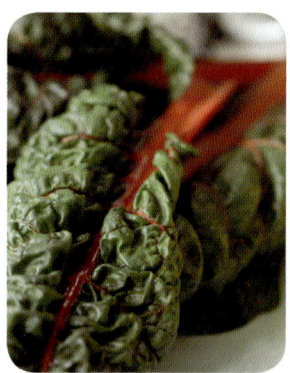 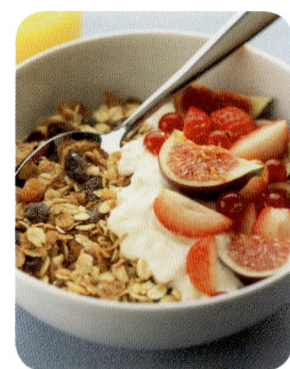

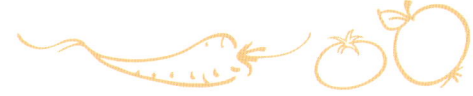

○ **Eisenreiche Produkte,** die einer Anämie vorbeugen und den Eisenvorrat Ihres Babys aufbauen, sind mageres rotes Fleisch, grünes Blattgemüse, Fisch, Trockenobst, rote Beete, Vollkornbrot und eisenhaltige Müsli.

○ **Ballaststoffe** sorgen für eine wirksame Aufnahme der Nährstoffe und regelmäßige Verdauung und sind in allen Vollkornprodukten enthalten.

○ **Essenzielle Fettsäuren** sind für die Entwicklung Ihres Babys unerlässlich, v.a. für Nervensystem, Gehirn und Sehkraft. Quellen sind Eier, Nüsse, Samen und ölige Kaltwasserfische (z. B. Lachs und Makrele).

○ **Frisches Wasser,** damit Sie und Ihr Baby genug Flüssigkeit erhalten.

○ _____

○ _____

○ _____

Nahrung, die Sie in der Schwangerschaft meiden sollten

○ **Leber, Leberwurst und Lebertran** enthalten viel tierisches Vitamin A, das mit Geburtsfehlern in Verbindung steht.

○ **Fleischpasteten** können Krankheitserreger enthalten.

○ **Unpasteurisierter Weich- oder Blauschimmelkäse,** wie Camembert, Ziegenkäse, Brie und Stilton, können Listeria-Bakterien enthalten.

○ **Rohe oder halbgekochte Eier** können Salmonellen enthalten.

○ **Fertigsalate** wegen des Listeria-Risikos

○ **Zu viel öliger Fisch,** der Dioxin, Quecksilber und PCB enthalten kann; 2 Portionen pro Woche reichen.

○ **Rohes Hackfleisch und roher Fisch** können Erreger der Toxoplasmose enthalten.

○ _____

○ _____

○ _____

Gesunde Snacks

Nicht nur der Blutzuckerspiegel kann in der Schwangerschaft schwanken, sodass Sie sich müde und abgespannt fühlen. Der Körper muss auch laufend Energie tanken, um den Anforderungen gewachsen zu sein. Snacks sind eine Mini-Mahlzeit. Sie sollte ausgewogen sein und viele Nährstoffe (siehe S. 18–19), aber wenig leere Kalorien enthalten.

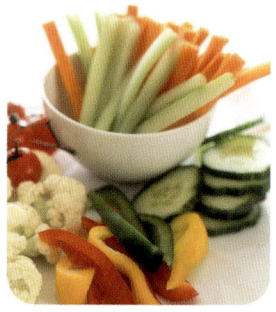

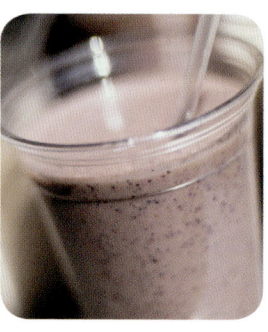

Köstliche Snacks

- ○ **Nüsse oder Kerne**
- ○ **Probiotischer Naturjoghurt mit frischen Früchten**
- ○ **Frisches Obst und Gemüse mit Dips**
- ○ **Toast mit Nussaufstrich oder Marmelade mit hohem Fruchtanteil**
- ○ **Smoothies**
- ○ **Gemüsesuppe**
- ○ **Trockenobst**
- ○ **Hochwertige Müsliriegel mit wenig Zucker**
- ○ **Käsesticks**
- ○ **Kleines Sandwich mit viel Salat**
- ○ **Pasta- oder Couscous-Salat mit viel Gemüse**
- ○ **Vollkornmüsli, ungesüßt**
- ○ **Hartgekochte Eier**

Betthupferl

Ein kleiner Snack vor dem Schlafengehen verhindert, dass Sie vor Hunger aufwachen. Putenfleisch, Eier, Milchprodukte und Thunfisch sind reich an der Aminosäure Tryptophan, die einen gesunden Schlaf fördert.

Nützliches für Ihre Handtasche

Statten sie Ihre Handtasche mit allem aus, was Sie für den täglichen Bedarf und, um Schwangerschaftsbeschwerden zu bekämpfen, brauchen. So sind Sie für jeden Notfall gerüstet. Dazu gehören:

- ○ **Monatsbinden** für Schmierblutungen oder Ausfluss
- ○ **Plastik- oder beschichtete Papiertüte,** falls Ihnen unterwegs übel wird
- ○ **Reisezahnbürste,** falls Sie sich übergeben müssen
- ○ **Sprühflasche mit Wasser,** falls Sie Hitzewallungen haben
- ○ **Trinkwasser,** damit Ihr Baby und Sie genug Flüssigkeit erhalten
- ○ **Creme oder Lotion** für trockene oder juckende Haut
- ○ **Feuchttücher** zum Erfrischen
- ○ **Mutterpass mit der Telefonnummer Ihres Arztes und Ihrer Hebamme** und sonstigen wichtigen Informationen zu Ihrer Schwangerschaft
- ○ **Information, wer benachrichtigt werden soll,** falls Sie sich nicht wohlfühlen und medizinische Hilfe benötigen
- ○ **Notfalltropfen** (Rescue Tropfen, Bachblüten) bei Angstattacken oder Stress
- ○ **Gesunde Snacks,** um den Blutzuckerspiegel konstant zu halten und Übelkeit zu lindern
- ○ **Mittel gegen Sodbrennen**
- ○ ....
- ○ ....

Vorsicht!

Falls Sie ein zusätzliches Paar Schuhe in der Handtasche mitnehmen, packen Sie diese in eine Plastiktüte. So verhindern Sie die Ausbreitung von Mikroorganismen, die an den Sohlen haften. Spülen Sie Wasserflaschen vor dem Auffüllen aus, um Bakterienwachstum zu verhindern. Entsorgen Sie gebrauchte Papiertücher.

Mutterschutz – Ihre Rechte

Es gibt gesetzliche Bestimmungen, die Ihre Rechte als Arbeitnehmerin während und nach der Schwangerschaft sichern. Ihnen stehen außerdem verschiedene Zuschüsse zu. Es ist empfehlenswert, sich vorab zu informieren, was Ihnen finanziell und arbeitsrechtlich zukommt.

Mutterschutz, Elternzeit, Mutterschafts- und Elterngeld

○ **Die Mutterschutzfrist** beginnt 6 Wochen vor dem voraussichtlichen Entbindungstermin und endet 8 Wochen nach der Geburt.

○ **Die Elternzeit** kann im Anschluss an die Mutterschutzfrist beansprucht werden. Sie muss spätestens 7 Wochen vor Beginn beim Arbeitgeber angemeldet werden und dauert maximal bis zur Vollendung des 3. Lebensjahrs Ihres Kindes. Die Mutterschutzfrist wird auf die Dauer der Elternzeit angerechnet.

○ **Mutterschaftsgeld** erhalten Sie während des Mutterschutzes, sofern Sie berufstätig und Mitglied einer gesetzlichen Krankenversicherung sind. Es beträgt maximal 13 € pro Kalendertag. Der Arbeitgeber stockt den Betrag bis zur Höhe des Nettogehalts auf. Selbstständige, die in der Künstlersozialkasse versichert sind, erhalten ebenfalls Mutterschaftsgeld.

○ Während der Elternzeit kann **Elterngeld** beantragt werden. Es beträgt 67 Prozent des letzten Erwerbseinkommens des Beantragenden, maximal jedoch 1800 Euro pro Monat. Waren Sie vor der Geburt Ihres Babys nicht erwerbstätig, erhalten Sie mindestens 300 Euro pro Monat.

Leistungen des Arbeitgebers während des Mutterschutzes

○ **Überprüfen Sie Ihren Arbeitsvertrag,** um sich über Ihre Ansprüche während des Mutterschutzes zu informieren. Ihr Jahresurlaub wird dadurch z. B. nicht gekürzt.

○ **Während des Mutterschutzes** muss der Arbeitgeber die Beiträge zur Betriebsrente weiterzahlen.

○ _____

Freiwillige Leistungen des Arbeitgebers während des Mutterschutzes

○ **Der Arbeitgeber kann Ihnen ein zusätzliches Leistungspaket anbieten, das Folgendes beinhalten könnte:**

  ○ Höherer Prozentsatz des Einkommens während des Mutterschutzes
  ○ Mehr Jahresurlaub
  ○ Garantierter Arbeitsplatzerhalt, wenn der Wiedereinstieg innerhalb von 3 Jahren erfolgt

Rechte

○ **Sie haben das Recht auf bezahlte Freistellung** (für Vorsorgeuntersuchungen).

○ **Es gelten spezifische Gesundheits- und Sicherheitsbestimmungen** (siehe S. 25).

○ **Sie sind vor Benachteiligungen geschützt.**

○ **Der Arbeitgeber darf Arbeitsvertrag und Arbeitsbedingungen** ohne Ihre Zustimmung nicht ändern.

○ _____

○ _____

○ _____

○ _____

Bezahlte Freistellung vor der Geburt

Der Anspruch auf bezahlte Freistellung gilt nicht nur für Vorsorgeuntersuchungen, sondern auch für den Geburtsvorbereitungskurs und alles, was von Arzt oder Hebamme als unerlässlich empfohlen wird.

Nützliches am Arbeitsplatz

Wenn Sie auf Schwangerschaftsbeschwerden während der Arbeitszeit vorbereitet sind, fühlen Sie sich sicherer und können ohne großen Aufwand professionell für Abhilfe sorgen. Dazu brauchen Sie:

○ **Frisches Trinkwasser,** um genug Flüssigkeit zu erhalten und wach zu bleiben

○ **Entkoffeinierter Kaffee oder Kräutertee**

○ **Gesunde Snacks,** um bei Kräften zu bleiben (siehe S. 20)

○ **Naturheilmittel** gegen Kopfschmerzen, Sodbrennen und Übelkeit (siehe S. 36–37)

○ **Kissen, Heizkissen oder Wärmflasche** (bei Rückenschmerzen)

○ **Schemel,** um die Füße hochzulegen (unter dem Tisch)

○ **Wecker,** falls Sie in Ihrer Pause einnicken

○ **Zahnbürste und Zahnpasta,** damit Sie sich nach dem Erbrechen wohlfühlen

○ **Notizbuch** für laufende Projekte und deren Entwicklungsstand

○ **Arbeitsplatzbeschreibung,** die Ihre regulären Tätigkeiten und Aufgaben dokumentiert

○ **Liste mit den Namen** und Kontaktdaten Ihrer Kollegen

○ **Liste mit Dateinamen und Speicherorten** in Ihrem Computer mit Passwort, das Zugang zu den persönlichen Dateien ermöglicht

○ _____

○ _____

Ausruhen, auftanken

Machen Sie notfalls eine zusätzliche Pause, um die Batterien wieder aufzuladen. Aber erledigen Sie die Arbeit pünktlich und professionell, um Maßstäbe für den Umgang mit Ihnen in der Schwangerschaft zu setzen.

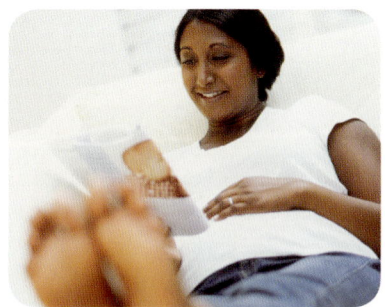

Risiken am Arbeitsplatz

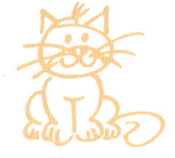

In den meisten Berufen und Unternehmen können Sie während der Schwangerschaft unbedenklich weiterarbeiten. Sie sollten sich jedoch jedes Risikos für Sie und/oder Ihr Baby bewusst sein. Gehören folgende Situationen zu Ihrem Arbeitsalltag, haben Sie das Recht auf eine Veränderung der Arbeitsplatzbedingungen.

○ **Arbeit mit Tieren:** Sie können Kolibakterien und andere Krankheitserreger (Hasenpest, Toxoplasmose oder Histoplasmose) übertragen.

○ **Arbeit mit Chemikalien,** die z. B. in medizinischen, zahnmedizinischen, pharmazeutischen und Malerbetrieben, Putzfirmen, in der Landwirtschaft, in chemischen Reinigungen, in Gärtnereien, zur Schädlingsbekämpfung und zur Teppichreinigung verwendet werden

○ **Kontakt mit pathogenen Nahrungsmitteln,** z. B. Listerien, Kolibakterien und Salmonellen, die in rohen Nahrungsmitteln enthalten sein können

○ **Einatmen von Rauch,** der die Plazentaschranke überwindet und den Kohlenmonoxid-Anteil im Gehirn Ihres Babys erhöht

○ **Kontakt mit Strahlung,** z. B. aus Röntgengeräten

○ **Kontakt mit viralen Krankheitserregern** im medizinischen Umfeld oder in Kinderbetreuungseinrichtungen. Der Kontakt mit Viren könnte Ihrem Baby schaden.

○ **Tätigkeiten, bei denen Sie schwer heben müssen**

○ **Langes Sitzen oder Stehen**

○ **Überstunden**

○ **Tätigkeit in unzumutbaren Räumlichkeiten oder am Fließband**

○ **Stressige Tätigkeiten,** die man mit niedrigem Geburtsgewicht, Bluthochdruck und Entwicklungs- und Verhaltensproblemen des Babys in Verbindung bringt

○ **Körperliche Gewalt**

○ **Einengende Arbeitskleidung,** die unbequem ist und die Schwangerschaftsbeschwerden verstärkt

○ _____

○ _____

Reisen in der Schwangerschaft

Falls Sie keine Risikoschwangerschaft haben, können Sie durchaus reisen, sofern Sie die nötigen Sicherheitsmaßnahmen und Vorkehrungen treffen und auf alles gefasst sind.

○ **Bevor Sie die Reise planen,** sprechen Sie mit Ihrem Arzt über mögliche Risiken der Schwangerschaft.

○ **Meiden Sie Reisen in Länder** mit hohem Krankheitsrisiko.

○ **Meiden Sie eine Impfung mit lebenden Vaccinen,** z. B. gegen Windpocken, Masern, Mumps und Röteln.

○ **Orale Impfstoffe** gegen Gelbfieber, Typhus, Polio und Milzbrand sind in der Schwangerschaft kontraindiziert.

○ **Impfungen gegen Tetanus, Hepatitis und Grippe sind erlaubt.**

○ **Nehmen Sie Ihre regelmäßigen Medikamente mit.** Sie bekommen diese u. U. im Zielort nicht oder nur mit Verspätung.

○ **Informieren Sie sich bei Fluglinie/Reisebüro** nach den Transportbestimmungen. Manche lehnen eine Mitnahme nach der 36. Schwangerschaftswoche ab, andere verlangen ein ärztliches Attest.

○ **Überprüfen Sie in der Reiseversicherung,** ob die Schwangerschaft abgedeckt ist.

○ **Reservieren Sie einen Sitz am Gang oder Notausstieg** für mehr Beinfreiheit.

○ **Legen Sie den Sicherheitsgurt unter dem Bauch an,** quer über dem Schoß.

○ **Beugen Sie einer Venenthrombose vor,** die in der Schwangerschaft häufiger vorkommen kann, indem Sie viel trinken, sich bewegen und während des Flugs Stützstrümpfe tragen.

○ **In Entwicklungsländern** sollten Sie nur Obst essen, das Sie selbst geschält haben, und auf Blattgemüse und Salat verzichten, die in kontaminiertem Wasser gewaschen sein könnten.

○ **Trinken Sie nur abgefülltes Wasser.**

○ **Reisen Sie mit leichtem Gepäck,** das Sie gut ziehen oder tragen können.

○ _____

Umgang mit Schlafproblemen

Es ist normal, sich in der Schwangerschaft tagsüber erschöpft zu fühlen. Doch das Gewicht des Babys kann den Schlaf auch erschweren, zudem treten Schwangerschaftsbeschwerden oft nachts auf. Aber es gibt Abhilfe:

- ○ **Sorgen Sie für Bewegung,** um einen erholsamen Schlaf zu fördern.
- ○ **Essen Sie vor dem Schlafen einen Tryptophan-reichen Snack** (siehe S. 20).
- ○ **Nehmen Sie ein warmes (kein heißes) Bad,** ca. eine halbe Stunde vor dem Schlafengehen. Geben Sie 8–10 Tropfen Lavendel- oder Kamillenöl ins Badewasser.
- ○ **Wenn Sie unter dem »Syndrom der unruhigen Beine« leiden,** nehmen Sie mehr Folsäure zu sich (siehe S. 18). Tauchen Sie die Füße in einen Eimer mit kaltem Wasser, dann kehren Sie ins Bett zurück und lagern die Beine hoch.
- ○ **Meiden Sie Kaffee und andere Stimulanzien,** die das Einschlafen erschweren.
- ○ **Nehmen Sie pflanzliche Mittel** wie Baldrian und Passionsblume (z. B. als Teeaufguss), die zur Entspannung beitragen.
- ○ **Homöopathische Arzneimittel,** z. B. Passiflora C6, Coffea cruda C6 oder Nux vomica C6 fördern ebenso den Schlaf.
- ○ **Legen Sie sich tagsüber hin,** um genug Schlaf zu bekommen.
- ○ **Stützen Sie den Bauch** während des Schlafs mit einem Kissen.
- ○ ....
- ○ ....

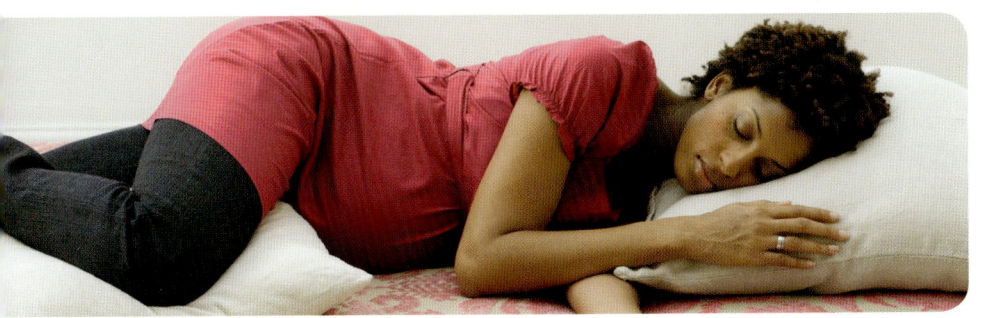

Das perfekte Fitnessprogramm

Spätestens in der Schwangerschaft sollten Sie – nach Rücksprache mit der Hebamme – mit einem Fitnessprogramm beginnen. Damit fördern Sie ein gesundes Gewicht, einen erholsamen Schlaf, Durchblutung, Stoffwechsel und Entspannung, und erhöhen die Produktion des Glückshormons Endorphin.

○ **Trainieren Sie nicht, um abzunehmen** oder sich mit Gewalt in Form zu bringen. Beginnen Sie mit einem sanften Training.

○ **Bauen Sie Ihr Programm langsam auf:** 15–20 Minuten an 3 Tagen in der Woche reichen für den Anfang aus.

○ **Gehen Sie nie über den Punkt hinaus,** an dem Sie atemlos sind.

○ **Schwimmen** hilft, fit und beweglich zu bleiben, ohne Druck auf die Gelenke auszuüben.

○ **Yoga** mindert die Anspannung und fördert Gelenkigkeit und Kraft.

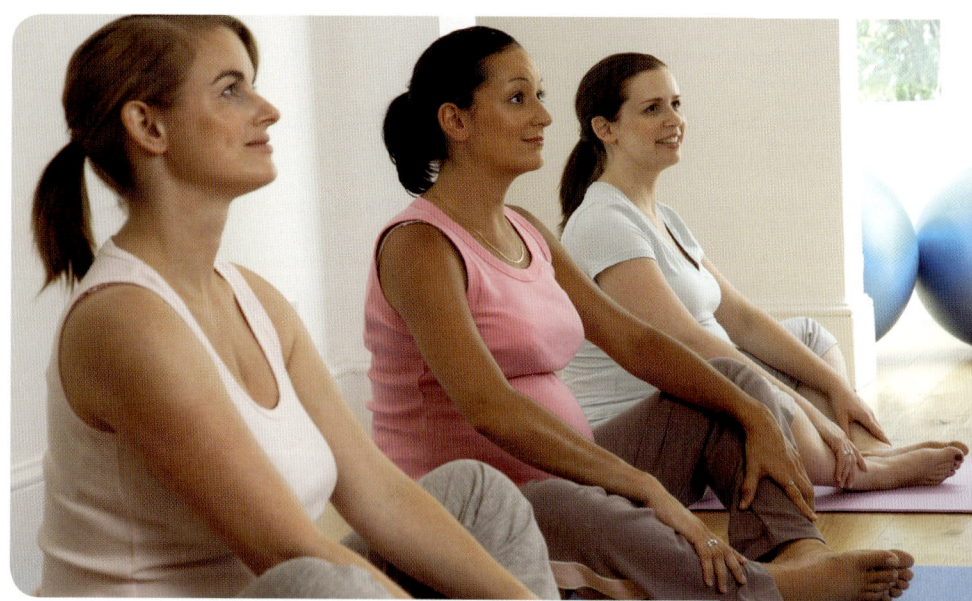

- **Walken** (auch langsames) verbessert die körperliche Verfassung.

- **Laufen und Joggen** ist nur für Geübte. Sie sollten auf gutes Schuhwerk achten und sich nicht überfordern. Joggen ist übrigens auch eine ideale Vorbereitung auf die spätere »Jagd« nach Ihrem Kleinkind.

- **Radfahren** stützt das Gewicht, aber Sie könnten stürzen. Steigen Sie auf einen Hometrainer und beginnen Sie langsam.

- **Stepgeräte** erhöhen die Herzfrequenz und machen fit. Halten Sie sich an den Handläufen fest.

- **Aerobic oder Aquarobic-Kurse** sind gut. Wählen Sie einen Kurs, der auf die Sicherheit und Gesundheit von Schwangeren zugeschnitten ist.

- **Tanzen** ist ein effektives Herz-Kreislauf-Training. Vermeiden Sie aber schnelle Drehungen und Sprünge, um keinen Sturz zu riskieren.

- **Beckenboden-Gymnastik** wird nicht nur empfohlen, sondern ist absolut notwendig. Die Kräftigung dieser Muskeln erleichtert Wehen und Geburt und beugt Blasenschwäche und Hämorriden vor.

- **Nehmen Sie genug Flüssigkeit zu sich.** Trinken Sie zwischendurch immer wieder einen Schluck Wasser.

-

-

-

Was Sie vermeiden sollten

Risikoreiche Sportarten wie Reiten, Alpinskifahren, Snowboarden, Wasserski-fahren und Tauchen sollten Sie unbedingt meiden. Hanteltraining und andere Übungen, bei denen Sie länger auf einer Stelle stehen, können die Blutversorgung Ihres Babys beeinträchtigen. Der beste Rat? Bleiben Sie in Bewegung!

Schwangerschaftsbeschwerden lindern

Manche Frauen haben während der ganzen Schwangerschaft keine Beschwerden, während andere unter allem möglichen leiden. Doch gegen jede Krankheit ist ein Kraut gewachsen. Haben Sie trotzdem Bedenken, sprechen Sie mit Ihrer Hebamme.

Morgendliche Übelkeit lindern

○ **Die Beschwerden verstärken sich meist bei Hunger.** Essen Sie zur Stabilisierung des Blutzuckerspiegels häufiger und in kleinen Mengen.

○ **Trinken Sie viel Wasser.** Austrocknung kann die Übelkeit verstärken.

○ **Essen Sie morgens vor dem Aufstehen eine Kleinigkeit.**

○ **Meiden Sie fettige und saure Speisen.**

○ **Nehmen Sie regelmäßig ein Vitamin-B6-Präparat.**

○ **Tragen Sie ein Akupressurband gegen Reisekrankheit.** Der Plastikknopf des Armbands drückt auf einen Akupressurpunkt am Handgelenk.

○ **Sorgen Sie für genug Schlaf und regelmäßige Ruhepausen.**

○ **Die morgendliche Übelkeit vergeht meist** nach der 12.–14. Woche, wenn die Konzentration des Schwangerschaftshormons abnimmt.

○ **Trockene Kekse** können die Übelkeit lindern.

○ **Reisetabletten aus der Apotheke** können helfen, wenn Übelkeit und Erbrechen zu stark werden. Sprechen Sie mit Ihrem Arzt.

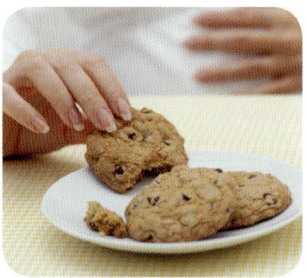

Die Übelkeit gibt Sicherheit

Studien zeigen, dass Frauen, die unter Übelkeit leiden, weniger zu Fehlgeburten neigen. Man vermutet, dass die erhöhte Produktion des Schwangerschaftshormons, das die Schwangerschaft stabilisiert, die Übelkeit auslöst.

Verstopfung lindern

○ **Achten Sie darauf, genug Wasser zu trinken,** um die Darmtätigkeit anzuregen.

○ **Ballaststoffe sind unerlässlich.** Sie sollten täglich 5–6 Portionen möglichst ungeschältes Obst und Gemüse und mehr Vollkornprodukte essen (siehe S. 18).

○ **Wenn Sie Hilfe brauchen:** Psyllium- bzw. Flohsamenpulver (Samen des Wegerichs) ist ein wirksames und unbedenkliches Abführmittel.

○ **Sorgen Sie für körperliche Bewegung** für eine regelmäßige Verdauung.

○ **Verabreichen Sie sich eine Reflexzonenmassage** (siehe S. 36). Massieren Sie mit kräftigen Streichbewegungen des Daumens Ferse und Gewölbe der Füße. Studien zufolge ist das ein wirksames Mittel.

○ **Eine Bauchmassage** mit einigen Tropfen ätherischem Öl (Grapefruit oder Bergamotte) verdünnt in 1 TL leicht erwärmtem Olivenöl regt die Darmtätigkeit an.

Schwellungen und Ödeme verringern

○ **Regelmäßige Bewegung** fördert die Durchblutung und löst gestaute Gewebsflüssigkeit auf.

○ **Trinken Sie viel Wasser.** Das ist das beste natürliche harntreibende Mittel.

○ **Legen Sie regelmäßig die Füße hoch,** um den Kreislauf zu entlasten und Ihr Baby ausreichend mit Blut und Flüssigkeit zu versorgen.

○ **Verwenden Sie weniger Salz** und essen Sie mehr Eiweißhaltiges, um die Einlagerung von Gewebeflüssigkeit zu verhindern.

○ **Nehmen Sie natürliche harntreibende Speisen zu sich,** z. B. Spargel, Kürbis, Zwiebeln, Weintrauben, Rote Bete, Petersilie, grüne Bohnen, Ananas und Knoblauch, und Vitamin-B-haltige Produkte, z. B. Vollkornprodukte.

○ **Eine gute Massage** kann die Einlagerung von Gewebeflüssigkeit verringern und eine gesunde Durchblutung unterstützen.

○ **Brausen Sie die Beine mehrmals täglich mit lauwarmen Wasser ab,** um die Schwellungen zu reduzieren.

○ **Ein Stützstrumpf aus der Apotheke** verringert die Schwellung. Fragen Sie Ihren Arzt nach einem Rezept.

Sodbrennen reduzieren

○ **Essen Sie wenig, aber oft,** um den Magen nicht zu belasten.

○ **Essen Sie eine frische Scheibe Ananas** nach jeder Mahlzeit. Die darin enthaltenen Spaltungsenzyme beugen der Überproduktion von Säure vor.

○ **Legen Sie sich nach der Mahlzeit nicht gleich hin,** um zu verhindern, dass Magensäure in den oberen Verdauungstrakt gelangt.

○ **Zitrusfrüchte** sollten Sie nur in Kombination mit eiweißhaltigen Nahrungsmitteln zu sich nehmen, um der Säurebildung entgegenzuwirken.

○ Verzichten Sie auf **Kaffee, Tee und kohlensäurehaltige Getränke** verstärken Sodbrennen.

○ **Trinken Sie nicht während der Mahlzeiten,** da sich das Magenvolumen vergrößert und Magensäure in die Speiseröhre gepresst wird.

○ **Meiden Sie fettreiche und frittierte Nahrungsmittel,** die schwer verdaulich sind und die Magensäure länger im Verdauungssystem halten.

○ **Kauen Sie trockene Haferflocken oder Nüsse,** sie binden die Säure im Magen.

○ **Naturheilmittel** wie Kamillen-, Fenchel- oder Kümmeltee lindern die Symptome.

○ **Homöopathische Mittel** Nat. phos. oder Mercurius solubilis (beide C6) können bis zur Besserung der Symptome 3-mal täglich genommen werden.

○ **Wenn nichts hilft,** lassen Sie sich ein säureneutralisierendes Mittel verordnen.

○ **Denken Sie daran: Das Sodbrennen hört nach der Geburt auf.**

Kopfschmerzen lindern

○ **Riechen Sie an Lavendelöl** oder mischen Sie ein paar Tropfen mit Traubenkernöl und massieren Sie damit Schläfen und Nackenansatz.

○ **Körperliche Bewegung** kurbelt die Produktion schmerzlindernder Endorphine und den Kreislauf an.

○ **Trinken Sie viel Wasser:** Kopfweh entsteht oft durch Dehydrierung.

○ **Legen Sie eine kalte Kompresse auf den Nackenansatz.**

○ **Frische Vollkornprodukte** beugen durch Blutzuckerschwankungen ausgelösten Kopfschmerzen vor.

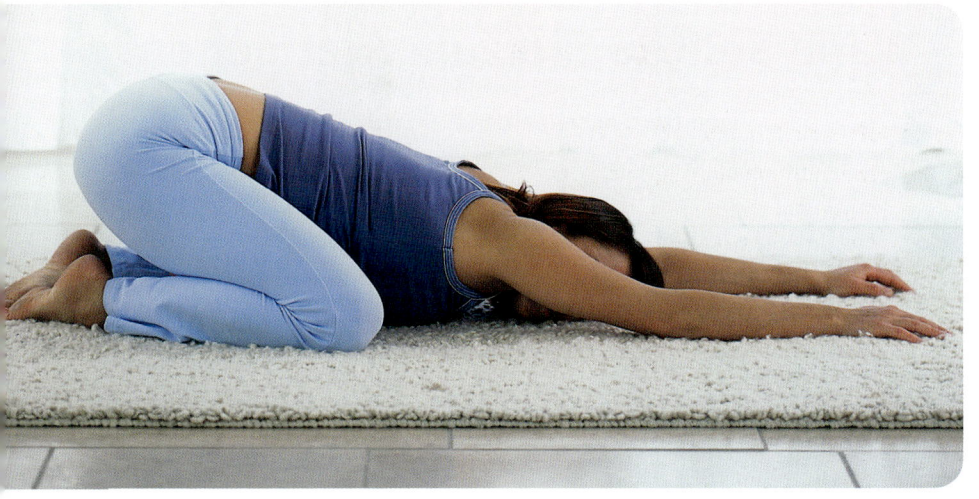

○ **Suchen Sie sofort Ihren Arzt auf,** falls die Schmerzen mit verschwommener Sicht, Erbrechen, Lichtempfindlichkeit einhergehen oder nicht nachlassen.

Rückenschmerzen behandeln

○ **Ändern Sie die Körperhaltung** so oft wie möglich, um Körperpartien zu entlasten.

○ **Stellen Sie einen Schemel** (ein Bücherstapel reicht auch) beim Sitzen unter Ihre Füße, um den Druck auf die Wirbelsäule zu verringern.

○ **Im Liegen** sollten Sie die Füße mit Kissen höher lagern.

○ **Machen Sie Übungen zur Muskelentspannung** (Anspannen und Lockern der Muskulatur von Kopf bis Fuß).

○ **Yoga und andere Dehnungsübungen** lockern die angespannte und verkrampfte Muskulatur.

○ **Bewegung verstärkt die Durchblutung,** wodurch schmerzhafte Blockaden aufgelöst werden. Sie bringt auch die »Wohlfühlhormone« in Fluss.

○ **Bitten Sie Ihren Partner die schmerzhaften Abschnitte zu massieren** mit warmem Traubenkernöl, vermischt mit ein paar Tropfen Lavendelöl. Das beschleunigt die Heilung.

○ **Legen Sie einen Eisbeutel auf den Rücken,** mehrmals am Tag, damit Entzündungen abklingen.

Wann sollten Sie zum Arzt gehen?

Falls die Schwangerschaftsbeschwerden nicht nachlassen oder unerträglich werden, sollte das überprüft werden. Bei folgenden Warnsignalen sollten Sie Ihren Arzt aufsuchen:

- ○ **Ein negativer Schwangerschaftstest nach einem positiven.** Das könnte auf Hormonprobleme oder eine Bauchhöhlenschwangerschaft hinweisen.
- ○ **Panikattacken oder Verwirrung,** evtl. mit Herzrasen oder beschleunigter Atmung
- ○ **Starke Blutungen** oder klumpiger rosafarbener, grauer oder roter Ausfluss
- ○ **Schmerzhafte Krämpfe,** v. a. bei begleitenden Blutungen
- ○ **Erkrankungen, die länger als 48 Stunden dauern,** z. B. Erbrechen, Durchfall, Erkältungen oder Grippe
- ○ **Erhöhte Temperatur**
- ○ **Extreme Kopfschmerzen**
- ○ **Ausbleiben der Kindsbewegungen**
- ○ **Plötzliches Anschwellen von Gesicht oder Händen**
- ○ **Sehstörungen**
- ○ **Abrupter Abbruch der Schwangerschaftsbeschwerden** (z. B. morgendliche Übelkeit)
- ○ **Starke Leibschmerzen** und schmerzhafte Bauchdecke
- ○ **Schmerzen beim Wasserlassen**
- ○ **Atemprobleme oder Schmerzen im Brustraum**
- ○ **Extremer Juckreiz,** der nicht auf hautberuhigende Salben anspricht
- ○ _____

Wann Sie handeln müssen
Mit fortschreitender Schwangerschaft schärft sich die Körperwahrnehmung und Sie werden zunehmend mit den üblichen Schmerzen und Beschwerden vertraut. Bei plötzlichen oder extremen Symptomen jeder Art rufen Sie den Notarzt.

Fragen an Arzt oder Hebamme

Viele Frauen scheuen sich, Arzt oder Hebamme mit Fragen zu bombardieren. Doch seien Sie versichert, dass sie Ihnen gerne jede noch so seltsame Frage beantworten und sich die Zeit nehmen, Sorgen zu zerstreuen. Hier einige Tipps, wie Sie den Dingen auf den Grund gehen:

- ○ **Ist alles in Ordnung** mit der Schwangerschaft?
- ○ **Wie kann ich das gesunde Wachstum des Babys fördern** und selbst fit und gesund bleiben?
- ○ **Sind meine Beschwerden normal?**
- ○ **Welche Schmerzmittel und Medikamente sind unbedenklich** in der Schwangerschaft?
- ○ **Ich hatte leichte Blutungen.** Ist mit dem Baby alles in Ordnung?
- ○ **Was bedeuten die Ergebnisse der Tests und Screening-Verfahren?**
- ○ **Sind Massagen in der Schwangerschaft erlaubt?**
- ○ **Darf ich mir in der Schwangerschaft die Haare färben?**
- ○ **Welchen Geburtsvorbereitungskurs empfehlen Sie?**
- ○ **Wie kann ich den Herzschlag des Babys überprüfen?**
- ○ **Wo kann ich mein Kind zur Welt bringen?**
- ○ **Ist eine Haus- oder Wassergeburt möglich?**
- ○ **Wie kann ich die Wehen in Gang bringen?**
- ○ **Wie unterscheide ich zwischen echten Wehen und Vorwehen?**
- ○ **An wen soll ich mich bei Wehenbeginn wenden?**
- ○ **Wie lange soll ich zu Hause warten, bevor ich in die Klinik fahre?**
- ○ **Werde ich während der gesamten Entbindung von derselben Hebamme betreut?**
- ○ **Kann ich medizinische Eingriffe während der Geburt ablehnen,** und wenn ja, welche?
- ○ **Kann ich per Kaiserschnitt entbinden?**
- ○ **Wo finde ich eine Stillberatung?**
- ○ _____

Naturheilverfahren und Arzneien

Manche Frauen verzichten lieber auf konventionelle Medikamente und bevorzugen alternative Behandlungsformen, die kein Risiko für die Schwangerschaft darstellen und Gesundheit und Wohlbefinden fördern. Weisen Sie Ihren Heilpraktiker immer auf Ihre Schwangerschaft hin.

Die besten Naturheilverfahren

○ **Reflexzonenmassage:** Durch Druck auf die Reflexzonen an Händen oder Füßen werden Entspannung, Durchblutung und Heilungsprozesse gefördert und Wehenschmerz und viele Schwangerschaftsbeschwerden gelindert.

○ **Aromatherapie:** Ätherische Öle balancieren Körper, Geist und Seele aus. Sie lindern Schwangerschaftsbeschwerden und energetisieren oder entspannen. Einige Öle sind während der Schwangerschaft kontraindiziert.

○ **Homöopathie:** Die stark verdünnten Substanzen wirken auf das Energiefeld des Körpers und fördern eine ganzheitliche Heilung. Sie sind sanft, sicher und für die Behandlung seelischer und körperlicher Beschwerden geeignet.

○ **Heilpflanzen:** Kräuter in Form von Tees, Kompressen, Tinkturen und Kapseln sollen Schwangerschaftsbeschwerden lindern und die Ausgeglichenheit fördern. Prüfen Sie die Wirksubstanzen auf dem Etikett oder lassen Sie sich vom Experten beraten.

○ **Akupunktur:** Dünne Nadeln sollen die Energie in den Meridianen des Körpers ausbalancieren. Studien belegen, dass sie bei vielen Schwangerschaftsbeschwerden wirksam ist.

○ **Blütenessenzen:** Verdünnte Blüten- und Pflanzenextrakte sollen negative Gefühle ausgleichen, die Krankheiten verursachen; geeignet bei Schock, Angst, Panikattacken, Depressionen, Erschöpfung und tiefgreifenden Veränderungen.

○ **Osteopathie und Chiropraktik:** Manuelle Therapien, die Symptome mit strukturellen Wurzeln (Fehlstellungen im Wirbelbereich) lindern, z. B. Rückenschmerzen, Kopfweh, Durchblutungsstörungen und sogar Sodbrennen.

○ **Massagen:** die perfekte Therapie. Sie verbessern Durchblutung und Stoffwechsel, wirken entspannend und regenerierend, lösen Ödeme auf und beseitigen Muskelverspannungen.

○ --

Die besten Naturheilmittel

- ○ **Himbeerblättertee** verbessert den Gebärmuttertonus und verkürzt Wehen. Er sollte erst nach der 30. Schwangerschaftswoche getrunken werden und fördert die Gebärmutterrückbildung in der Stillzeit.

- ○ **Gelber Ampfer,** ein eisenhaltiges Kraut, wirkt als Tee oder Tinktur bei Blutarmut.

- ○ **Zaubernuss und/oder Zitronensaft** werden auf Hämorriden (Venenknoten des Mastdarms) aufgetragen, um Schwellung und Blutung zu verringern. Ringelblumensalbe fördert die Heilung und lindert den Juckreiz.

- ○ **Stellaria-Salbe** lindert Juckreiz, fördert die Wundheilung und beugt Schwangerschaftsstreifen vor.

- ○ **Das homöopathische Gewebesalz Calc fluor C30** beugt bei 3-mal täglicher Einnahme Schwangerschaftsstreifen vor.

- ○ **Die homöopathischen Mittel Ipecac C30 oder Nux Vomica C30** lindern morgendliche Übelkeit, während Hamamelis-Salbe bei schmerzhaften Krampfadern hilft.

- ○ **Aromatherapie-Öle:** Lavendel oder Kamille wirken bei Schlaflosigkeit, Anspannung und Schmerzen. Geranium gleicht den Hormonhaushalt aus und ist ein Stimmungsaufheller. Neroli oder Zitrone wirken beruhigend, ausgleichend und erfrischend. Sandelholz unterstützt Heilungsprozesse, Entspannung und Energetisierung.

- ○ **Notfalltropfen** wirken bei Angstgefühlen und Benommenheit.

- ○ **Massieren Sie kräftig den großen Zeh, um Kopfschmerzen zu lindern,** ein Trick aus der Reflexzonen-Selbstmassage.

- ○ ⸺

Alternative Therapien

Diese können während der Schwangerschaft nützlich sein, sollten aber von Experten durchgeführt werden. »Natürlich« heißt nicht gleich »sicher«. Informieren Sie sich über Inhalt und Wirkung der Heilmittel

Ihr Baby in Bewegung bringen

Gleich, ob Sie Ihr Baby mobilisieren, in eine bequemere Stellung bringen oder zu einer Reaktion ermutigen wollen, Sie können einiges tun, um Ihr Kind in Bewegung zu bringen und zu stimulieren.

○ **Machen Sie eine Pause und entspannen Sie sich.** Wenn Sie den ganzen Tag auf den Beinen sind, wird Ihr Baby durch die rhythmischen Bewegungen in den Schlaf gewiegt.

○ **Legen Sie sich auf die Seite und stützen Sie den Bauch,** um Ihr Baby zu einem Stellungswechsel anzuregen.

○ **Nehmen Sie ein süßes, eiskaltes Getränk zu sich.** Das macht Ihr Baby munter.

○ **Sprechen Sie mit Ihrem Baby.** Ab dem 5. Monat ist sein Gehör entwickelt und es hört und reagiert auf Ihre Stimme.

○ **Ermutigen Sie Ihren Partner, aus nächster Nähe mit seinem Baby zu sprechen.** Die Stimmen der Eltern werden bald Alltag sein. Die Stimme der Mutter hört es erst häufiger und es wird von der Stimme des Vaters fasziniert sein.

○ **Lesen Sie Geschichten oder Gedichte laut vor.** Die meisten Kinderbücher enthalten rhythmische Worte oder Reime, die Ihrem Baby helfen, mit dem Auf und Ab der Sprache vertraut zu werden.

○ **Singen Sie Lieder,** z. B. beruhigende Schlaflieder.

○ **Musik wirkt nachweislich stimulierend** und eine tägliche Dosis Mozart kann Gehirn und Sinne aktivieren. Drehen Sie die Musik laut, um Ihr Baby aufzuwecken und es zu Bewegungen zu ermuntern.

○ **Spielen Sie mit Ihrem Baby:** Schieben Sie Fuß oder Ellenbogen beiseite, wenn es sich bewegt, und beobachten Sie den Positionswechsel, den Sie damit auslösen.

○ **Richten Sie eine starke Taschenlampe auf Ihren Bauch.** Ihr Baby reagiert auf Licht. Mit diesem Trick können Sie es tagsüber wach halten und nächtlichen Turnübungen vorbeugen.

○ _____

○ _____

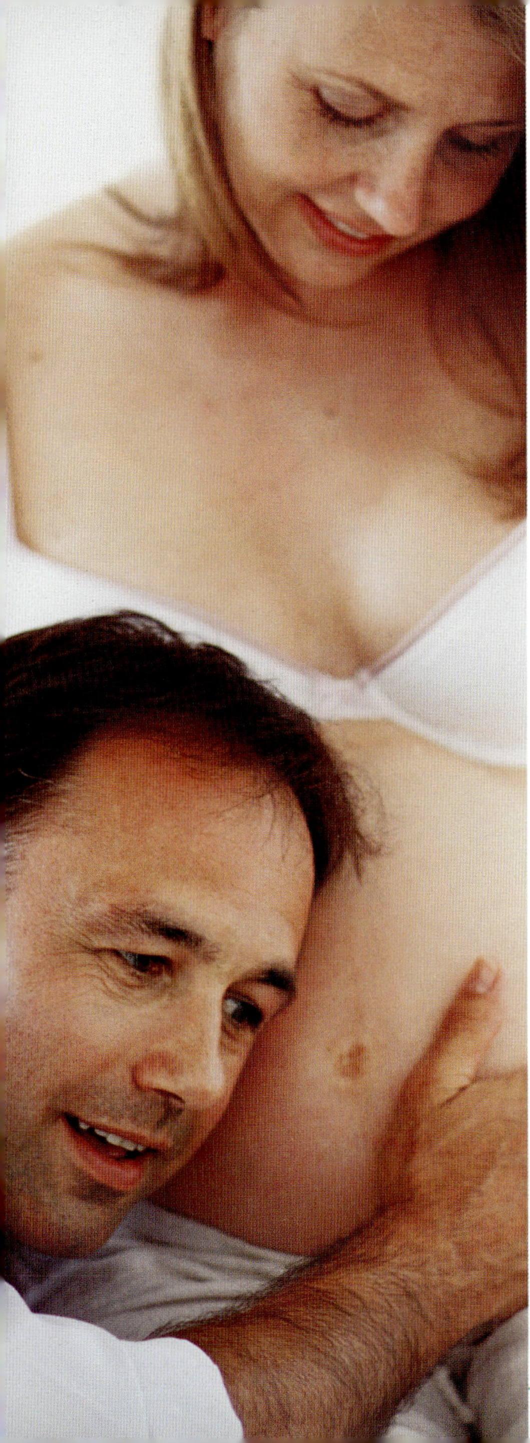

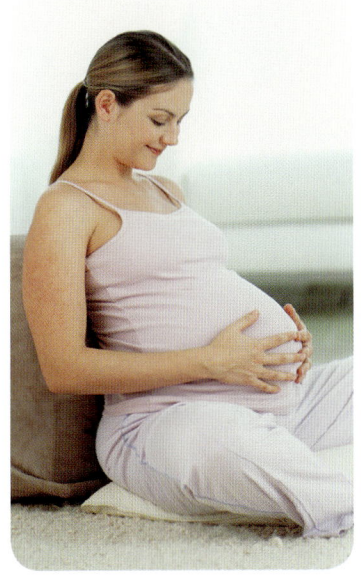

Einfache Stimulation

Ihr Baby reagiert auf Außen-
reize aller Art. Studien
belegen, dass sich ab der
24. Schwangerschaftswoche
die Herzfrequenz des Babys
erhöht, wenn Sie Ihren Bauch
streicheln oder tätscheln.

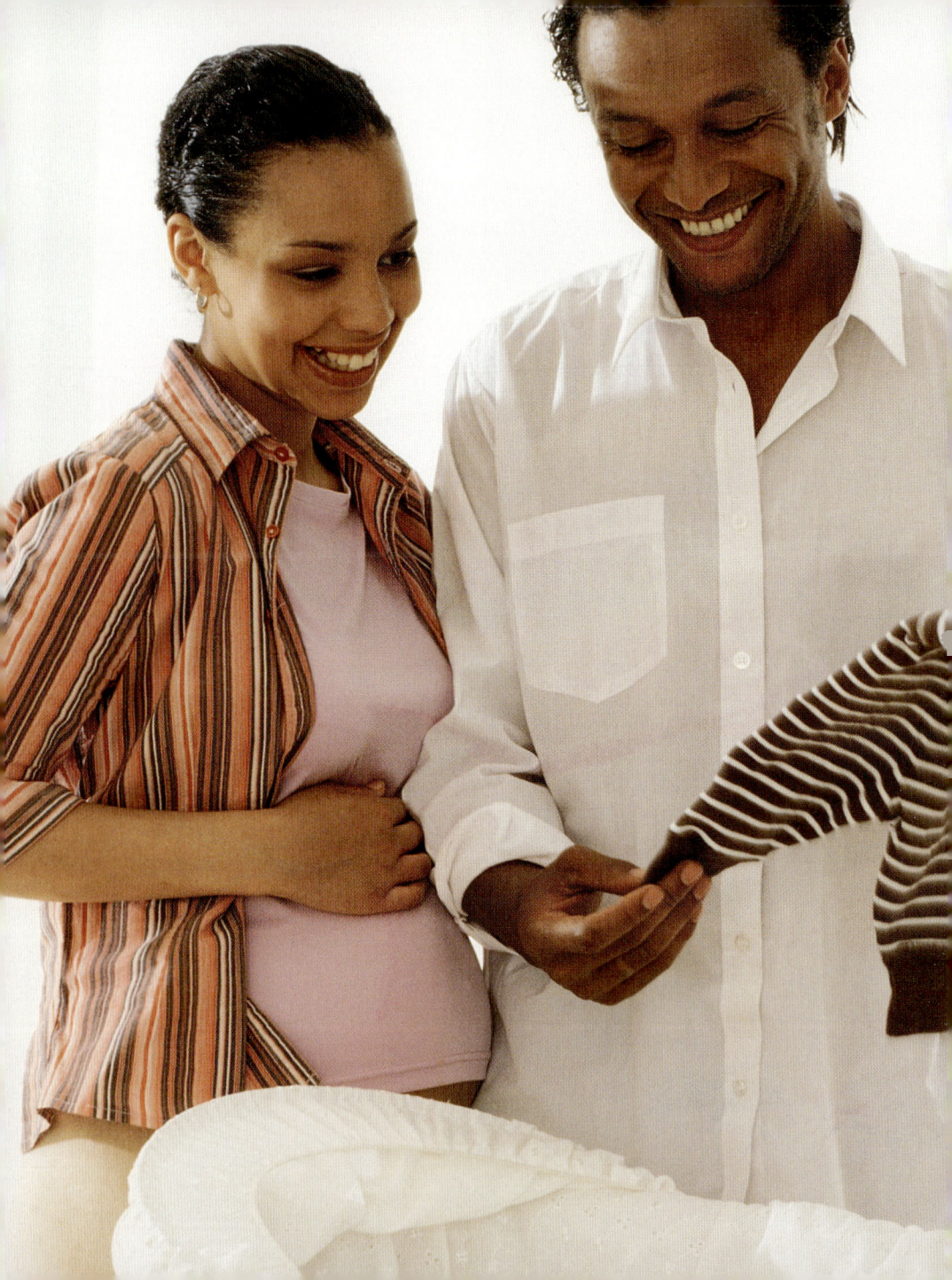

Vorbereitung auf das Baby

Erstausstattung

Obwohl Sie vermutlich viel geschenkt bekommen, sollten Sie sich eine Grundausstattung zulegen. Halten Sie sich trotzdem zurück, denn Ihr Baby wächst schnell aus den Sachen heraus. Kaufen Sie teurere Kleidung gleich eine Nummer größer, damit es länger etwas davon hat.

○ **Babys brauchen viel Wäsche** – kaufen Sie mehrere Garnituren, um nicht ständig von Waschmaschine oder Trockner abhängig zu sein.

○ **Nehmen Sie Kleidung,** die sich einfach öffnen lässt, damit Sie Ihr Baby rasch (oft mitten in der Nacht) umziehen können.

○ **Wählen Sie bequeme Kleidung aus weichem Material,** in der Maschine waschbar, ohne fransende Säume und Etiketten.

○ **Da Ihr Baby in den ersten Wochen viel schläft,** sind einteilige Schlaf- und Strampelanzüge am Besten.

Was Sie brauchen

○ **1–2 einteilige Schlafanzüge,** weil sie in den ersten Tagen bequem umzuziehen sind

○ **5–8 Strampelanzüge,** am besten einteilige aus weichem Material mit Druckknöpfen oder Reißverschluss, da Knöpfe unpraktisch sein können

○ **5–8 Bodys,** je nach Jahreszeit kurz- oder langärmelig, als unterste »Schutzschicht«. Sie sollten aus Baumwolle, einteilig und im Schritt und möglichst auch an der Seite mit Druckknöpfen versehen sein. Druckknöpfe an der Seite erleichtern das Anziehen.

○ **1–2 Jäckchen** als 2. Schicht über dem Body. Vermeiden Sie alles, was Sie über den Kopf ziehen müssen.

○ **5–8 Paar Socken oder Babyschuhe:** Auch beim Strampler sind sie nötig und halten warm, wenn die Sachen noch ein wenig groß sind. Die Füße müssen immer warm sein!

○ **1 warme Jacke oder Schneeanzug im Winter:** Wählen Sie ein Modell mit abnehmbarer Kapuze und Reißverschluss.

○ _____

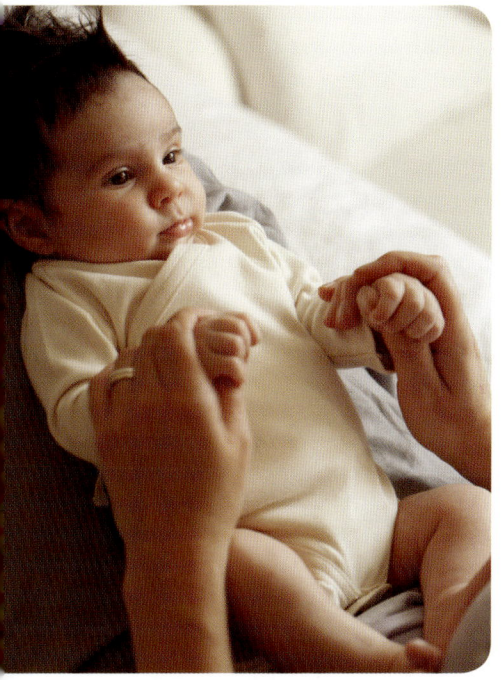

Farbkombinationen

Achten Sie bei Ihren Einkäufen darauf, Kleidung in zueinander passenden Farben zu kaufen, um die Einzelteile gut kombinieren zu können und Ihr Kind nicht jedes Mal komplett umziehen zu müssen.

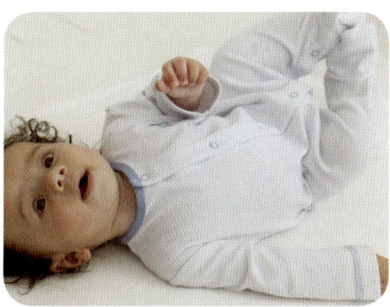

○ **1–2 Mützen (oder Hauben),** für den Sommer mit breitem Rand, im Winter eine Mütze, die die Ohren bedeckt. Eine dünnere Mütze sollte stets im Zimmer getragen werden.

○ **1–2 kleine, leicht waschbare Babydecken.** Sie brauchen sie zum Zudecken, Einwickeln oder als Unterlage in Kinderwagen, Stubenwagen oder später auf dem Boden.

○ _____

○ _____

○ _____

Die richtigen Windeln

An der Frage nach der richtigen Windel scheiden sich die Geister. Das Angebot ist riesig. Sie können sich informieren und dann den passenden Windeltyp für sich und Ihre Familie aussuchen.

- **Wie Sie sich auch entscheiden,** Ihr Kind braucht in den ersten Wochen 6–8 Windeln am Tag und Sie sollten sich einen entsprechenden Vorrat zulegen.
- **Kaufen Sie nicht zu viele Windeln in einer Größe,** denn Ihr Baby wächst sehr schnell.
- **Einige Eltern kombinieren** Wegwerfwindeln für unterwegs und/oder nachts, und für den Rest der Zeit Stoffwindeln.

Stoffwindeln

Pro

- **Ihr Baby trägt weiche Naturmaterialien** auf der Haut.
- **Es gibt verschiedenen Farben und Modelle.**
- **Einige haben einen praktischen Klettverschluss.**
- **Trotz der Anschaffungskosten** sind sie langfristig billiger.
- **Sie produzieren weniger Abfall und verbrauchen weniger Rohmatrialien.**

Kontra

- **Durch Wasserverbrauch, Reinigungsmittel und Chemikalien** belasten sie die Umwelt, unter dem Strich jedoch weniger als Wegwerfwindeln.
- **Das Waschen ist zeitraubend.**
- **Sie trocknen langsam** und durch Benutzung eines Wäschetrockners wird der Umweltvorteil aufgehoben.
- **Das Baby muss häufiger gewickelt werden,** da sie weniger saugfähig sind.
- **Sie brauchen Zubehör,** z. B. Windelvlies und Überhosen.
- **Sie müssen nasse und beschmutzte Windeln nach Hause mitnehmen,** wenn Sie unterwegs sind.
- _____

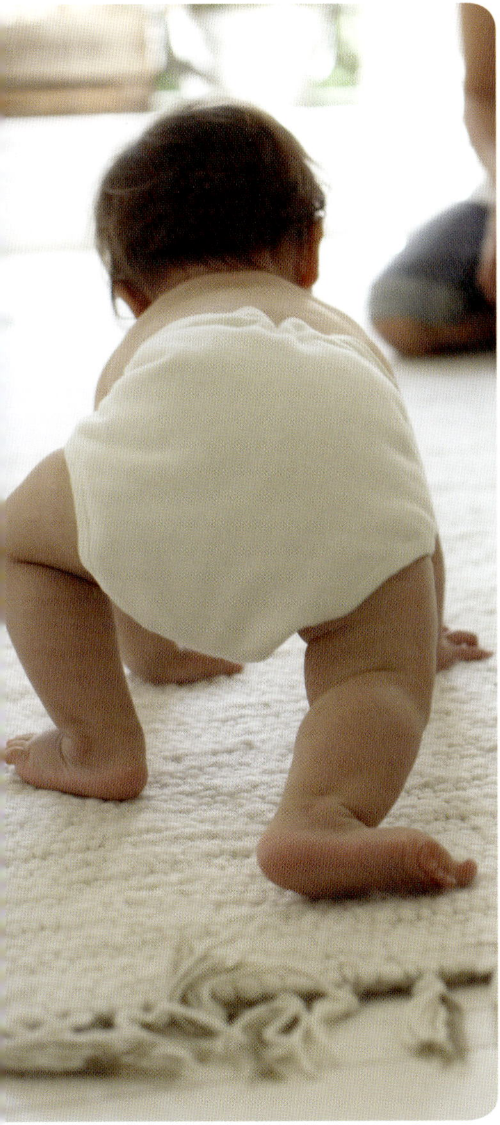

Wegwerfwindeln

Pro

- ○ **Sie sind bequem.**
- ○ **Sie erfordern kein weiteres Zubehör.**
- ○ **Sie sind äußerst saugfähig** und müssen seltener gewechselt werden.
- ○ **Sie verursachen seltener Windelausschlag.**
- ○ **Sie sitzen besser,** sind weniger durchlässig.
- ○ **Es gibt biologisch abbaubare aus Naturmaterialien.**

Kontra

- ○ **Sie sind erheblich teurer.**
- ○ **Sie müssen entsorgt werden.**
- ○ **Sie produzieren viel Abfall** und schaden der Umwelt.
- ○ **Sie enthalten oft Chemikalien.**
- ○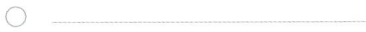
- ○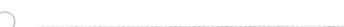
- ○
- ○

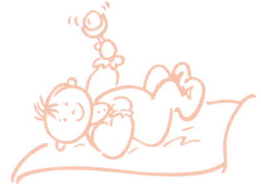

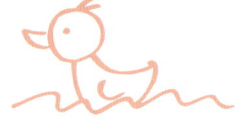

Badeutensilien

Auch wenn das Angebot verführerisch ist und man leicht glauben kann, eine ganze Wagenladung davon zu benötigen, brauchen Sie nur wenige Utensilien, um Ihr Baby frisch und sauber zu halten.

○ **Babybadewanne:** aus robustem Plastik, die sich nicht bei jeder Bewegung verbiegt. Befüllen Sie mit einem Schlauch, damit sie nicht aus der Badewanne gehoben werden muss.

○ **Das Waschbecken in Küche oder Bad,** mit einem alten Laken gepolstert, eignet sich ebenfalls als Badewanne. Sie können Ihr Baby auch in die Wanne oder Dusche mitnehmen.

○ **2 Handtücher** am besten Babybadetücher mit Kapuze, um den Kopf warm zu halten. Sie brauchen 2, weil Babys nach dem Bad oft die Blase entleeren und Sie dann von Neuem anfangen müssen.

○ **Badezusatz und Shampoo:** möglichst kombiniert, um Zeit und Geld zu sparen. Wählen Sie biologische Produkte, die keine Chemikalien enthalten und keine Hautreizungen verursachen.

○ **Schwamm:** am besten ein Naturschwamm

○ **Baumwollwaschlappen** mit Muster, um Ihr Baby abzulenken, wenn es ungern badet

○ **Plastikbecher oder kleiner Eimer,** um die Haare auszuspülen und Ihr Kind abzulenken

○ **Rutschfeste Matte,** wenn Sie Ihr Baby in der großen Wanne baden

○ **Thermometer:** ist nicht unbedingt nötig, aber bequem, um die Wassertemperatur zu prüfen. Ansonsten testen Sie mit dem Ellenbogen, ob das Wasser »handwarm« ist.

○ **Ein Badesitz** mit rutschfesten Saugnäpfen ist v. a. in der Badewanne ideal. Später können Sie Ihr Baby in einen speziellen »Schwimmring« setzen.

○ ....

○ ....

○ ....

Hygiene

Es ist erstaunlich, wie viel Schmutz ein Baby macht! Hier ein paar nützliche Utensilien, um die Kleidung zu schützen und Ihr Baby zwischen den Bädern sauber zu halten.

- ○ **Mulltücher** sind unverzichtbar, um Erbrochenes, ausgespuckte Milch und Speichel aufzuwischen und Ihre Kleidung beim Füttern und Wickeln zu schützen.
- ○ **Mulltücher oder Einmaltücher,** um Nase und Augen abzuwischen
- ○ **Babydecke** zum Spielen
- ○ **Dünne Waschlappen,** um Ihr Baby rundum mit Wasser zu säubern. Einmaltücher sind sehr praktisch und hygienisch.
- ○ **Feuchttücher** für zu Hause und unterwegs. Besorgen Sie Vliestücher aus natürlichem, Bio–Material, da sie weniger Hautreizungen verursachen.

- ○ _____
- ○ _____
- ○ _____
- ○ _____
- ○ _____
- ○ _____
- ○ _____
- ○ _____
- ○ _____
- ○ _____
- ○ _____
- ○ _____
- ○ _____

Schnuller und Kuscheltiere

Überlassen Sie die Entscheidung, ob Sie Kuscheltiere, Decken oder Schnuller verwenden, ihrem Kind. Manche Babys haben ein starkes Saugbedürfnis und brauchen einen Schnuller zur Beruhigung. Kuscheltiere fördern das Einschlafen und mildern spätere Trennungsängste. Die folgenden Informationen unterstützen Sie bei der Entscheidung.

Schnuller (Beruhigungssauger)

○ **Sie sind vor allem wirksam,** weil Saugen für Ihr Kind eine instinktive und beruhigende Aktivität ist.

○ **Studien zufolge** sterben Babys, die mit Schnuller schlafen, seltener am plötzlichen Kindstod.

○ **Längere Verwendung des Schnullers oder Daumenlutschen** kann die Sprachentwicklung und Zahnstellung beeinträchtigen. Der Gebrauch sollte daher ab dem 2. Lebensjahr eingeschränkt werden.

○ **»Kieferorthopädische« Schnuller** haben weniger negative Auswirkungen auf das Zahnwachstum.

○ **Probieren Sie verschiedene Marken und Formen** aus. Achten Sie auf die altersgerechte Größe.

○ **Kaufen Sie gleich mehrere Schnuller Ihrer Wahl,** die Sie hygienisch in einer Plastiktüte aufbewahren.

○ **Sterilisieren** Sie die Schnuller regelmäßig.

Kuscheltiere

○ **Verwenden Sie ein waschbares Kuscheltier oder eine Schmusedecke,** um Ihrem Baby das Einschlafen zu erleichtern oder es zu beruhigen. Später wird es sich in Ihrer Abwesenheit selbst damit beruhigen können.

○ **Studien zufolge können Kinder mit einem Kuscheltier besser mit Stress** (z. B. Fremdbetreuung oder Umzug), Unruhe und Ängsten umgehen.

○ _____

○ **Kaufen oder fertigen Sie das bevorzugte Kuscheltier** in mehrfacher Aus-fertigung, für den Fall, dass das Original in der Wäsche, verloren gegangen oder unauffindbar ist.

○ **Besprühen Sie das Kuscheltier ein wenig mit Ihrem Parfum.**

○ **Kuscheltiere sind besonders wirksam in Trennungsphasen** (siehe S. 185).

○ **Wenn Sie Kuscheltiere ablehnen,** sollten Sie vor dem Zubettgehen immer die gleiche Geschichte vorlesen oder das gleiche Lied singen. Das Ritual wird vertraut und wirkt beruhigend.

○ _____

○ _____

○ _____

○ _____

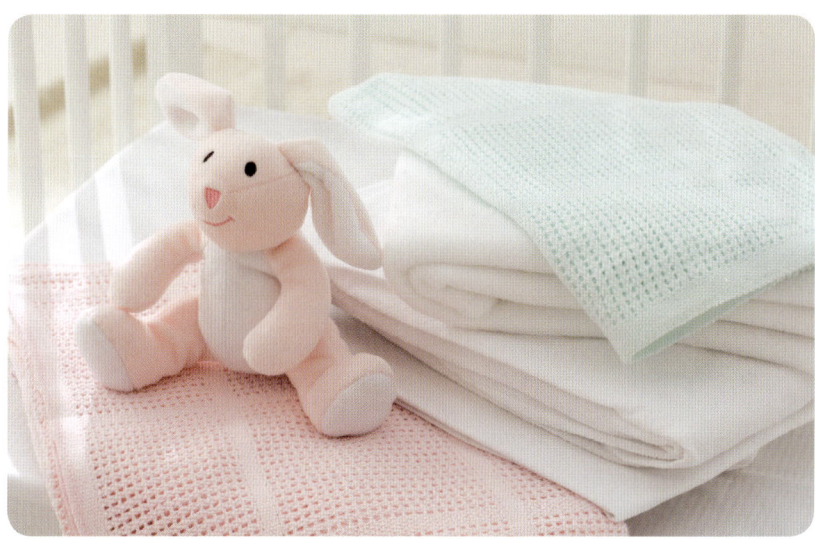

Transport Ihres Babys

Es gibt viele Produkte, mit denen Sie Ihr Baby von A nach B transportieren können und manche sind sehr teuer. Da Ihr Kind in wenigen Monaten herausgewachsen sein wird, sollten Funktionalität und Sicherheit beim Kauf an erster Stelle stehen.

Autositze

○ **Autositze sind gesetzlich vorgeschrieben** und nach Altersgruppen und Gewicht genormt.

○ **Zu manchen Kinderwagengestellen gibt es einen Adapter, mit dem Sie einen Autositz daran befestigen können.** Das hat den Vorteil, dass Sie Ihr Kind nicht umbetten müssen.

○ **Babys der Gewichtsklasse 0–13 Kilogramm** (0–9 Monate) brauchen eine Babyschale entgegen der Fahrtrichtung.

○ **Einige Babyschalen** sind nur für die ersten 9 Monate zulässig. Andere lassen sich auch in Fahrtrichtung anbringen und sind für Kinder bis 9–18 Kilo (9 Monate–4,5 Jahre) ausgelegt.

○ **Der Autositz sollte den Sicherheitsnormen entsprechen** und mit ECE-R 44/03 oder R 44/04 (Europäischer Sicherheitsstandard) ausgezeichnet sein.

○ **Er sollte einen abnehmbaren waschbaren Bezug haben.**

○ **Der Sicherheitsgurt sollte leicht zu schließen sein.**

○ **Isofix** ist ein sicheres, einfaches Befestigungssystem, das eine starre Verbindung zwischen Karosserie und Kindersitz herstellt.

○ **Experten raten von gebrauchten Kindersitzen ab,** es sei denn, er besitzt alle Originalteile, passt in Ihr Auto, ist unfallfrei und max. 6 Jahre alt.

Kinderwagen

○ **Spezial-Kinderwagen** wie Jogger oder Buggys sind beliebt, Letztere aber nur für kurze Ausflüge und für Kinder ab einem halben Jahr geeignet.

○ **Wählen Sie einen Kinderwagen, der sich in einen Sportwagen verwandeln lässt,** wenn Ihr Baby sitzen kann.

○ **Bei Kinder- oder Sportwagen mit Rückwärtsblick** haben Sie leichteren Zugriff auf Ihr Baby.

○ **Der Kinderwagen sollte zusammengelegt in Ihr Auto passen** und möglichst wenig wiegen.

○ **Wählen Sie ein Modell, das sich leicht zusammenklappen lässt.** Das ist besonders wichtig, wenn Sie Ihr Baby auf dem Arm und nur eine Hand frei haben.

○ **Er sollte stabil gebaut sein,** besonders, wenn Sie auf dem Land leben, wo der Boden uneben ist.

○ **Vergewissern Sie sich, dass der Kinderwagen durch einen Türrahmen von normaler Breite passt.**

○ **Überprüfen Sie, ob er genug Stauraum bietet.**

○ **Machen Sie eine Testfahrt vor dem Kauf.**

○ **Eine gute Aufhängung und große Räder** sorgen für eine angenehme Fahrt.

○ **Überprüfen Sie das Zubehör.** Bei einigen Wägen sind Regenverdeck, Einkaufsnetz und Sonnenschirm im Preis inbegriffen.

Tragehilfen (Tücher, Gestelle)

○ **Sie haben beide Hände frei und sind mit wenig Ausrüstung unterwegs.** Zu Hause können Sie Ihrer Arbeit nachgehen und Ihr Baby hautnah bei sich haben.

○ **Ihr Partner sollte sich ebenfalls damit vertraut machen.**

○ **Bei mehreren Benutzern ist ein Tragetuch** vorteilhaft, das für jede Größe passt.

○ **Bei Rücken- und Schulterproblemen oder häufiger Benutzung** empfiehlt sich ein Tragegestell mit breiten Schulterriemen und Polsterung.

○ **Bauchtragen sind besser für Neugeborene.** Später können Sie zu einer Rückentrage überwechseln.

○ **Die Tragehilfe sollte leicht an- und abzulegen sein.**

○ ────────────────────────────────

○ ────────────────────────────────

Stillen und Flaschennahrung

Sie brauchen einen bequemen, ruhigen Platz zum Stillen und einige Utensilien, die den Prozess erleichtern. Bei Flaschennahrung ist spezielles Zubehör erforderlich, das unbedingt steril sein sollte.

Stillzubehör

○ **2–3 Stillbüstenhalter guter Qualität** mit einhändig zu öffnendem Verschluss. Sie können diese schon am Ende der Schwangerschaft tragen.

○ **Stilleinlagen,** um den Milchfluss aufzusaugen

○ **Stillhütchen** (optional, fängt Tropfen auf, hält Brustwarzen trocken)

○ **Ein Brustwarzenschutz** bei wunden Brustwarzen

○ **Brustwarzensalbe** bei wunden, eingerissenen Brustwarzen. Wegen Allergiegefahr ohne schädliche Substanzen und Erdnussöl.

Zum Abpumpen der Milch brauchen Sie außerdem:

○ **Milchpumpe** elektrisch, mit Batterie oder manuell.

○ **2–3 Babyflaschen** zum Aufbewahren der Milch

○ **Passende Sauger** (siehe gegenüber)

○ **Evtl. ein Sterilisiergerät** und Bürsten zur Reinigung von Pumpe, Milchflaschen und Sauger. Eine Spülmaschine reinigt auch gründlich.

○ **Plastiktüten oder Flaschen** zum Einfrieren der Milch

○ **V-förmiges Stillkissen,** für eine bequemere Stellung

○ _____

○ _____

Abpump-Technik
Viele Frauen bevorzugen dazu ein stilles Eckchen, andere brauchen ihr Baby in der Nähe, um den Milchfluss anzuregen. Sie können auch von einer Brust abpumpen und mit der anderen stillen – obwohl dazu manuelles Geschick erforderlich ist.

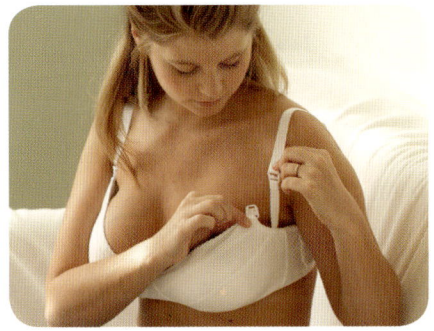
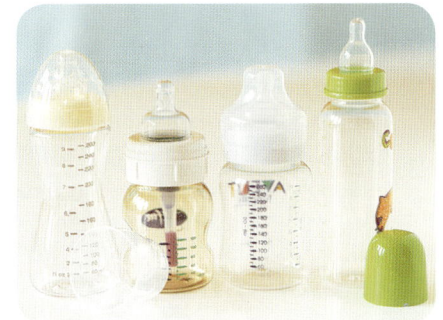

Zubehör für Flaschennahrung

○ **6–8 Babyflaschen:** Kleine sind für Neugeborene und Babys geeignet, die wenig auf einmal trinken. Wechseln Sie zu größeren über, wenn Ihr Baby mehr Nahrung braucht.

○ **6–8 Verschlusskappen und Sauger:** bei Neugeborenen mit kleinem Loch für einen langsamen Milchfluss. Silikonsauger sind haltbar, Latexsauger gleichen in der Textur der Brustwarze. Sie haben die herkömmliche Glocken- oder laut Hersteller eine »kieferorthopädische« Form, die der Brustwarze ähnelt.

○ **Sterilisiergerät:** mit Dampf oder sterilisierender Lösung, zum Auskochen oder als Mikrowelle. Eine Spülmaschine mit hoher Temperatur ist ebenfalls geeignet.

○ **Nylon-Flaschenbürste**

○ **Wasserkocher/Kessel:** Sie sollten immer abgekochtes Wasser zur Hand haben.

○ **Messlöffel, Löffel und Messer, nur für das Baby verwendet**

○ ....

○ ....

Auswahl an Babyflaschen
Es gibt zahlreiche Modelle, u. a. Anti-Kolik- und Einweg-Babyflaschen. Wählen Sie die Option, die für Sie und Ihr Kind am Besten ist.

Kinderzimmer Ihres Babys

Das Einrichten des Kinderzimmers ist teuer, aber macht den meisten Eltern trotzdem großen Spaß. Es gibt jedoch Möglichkeiten, den Geldbeutel zu schonen. Sie sollten darauf achten, dass die Ausstattung den Sicherheitsnormen entspricht.

Kinderzimmer-Ausstattung

○ **Weidenkorb, Babybett oder Wiege** (optional): Viele Babys bevorzugen ein »Nest«, entwachsen ihm aber bald.

○ **Kinderbett in voller Größe, mit neuer Matratze** (siehe gegenüber)

○ **Bettwäsche:** 3 Matratzenschoner, 3 Laken, 3 Bettbezüge, 2–3 dünne Decken oder 2 Schlafsäcke. Achtung: Bei schweren Daunendecken besteht Erstickungsgefahr.

○ **Wickelbereich:** Sie brauchen keinen Wickeltisch. Eine harte ebene Fläche in Hüfthöhe reicht, z. B. Kommode oder Kinderbett. Am sichersten ist der Fußboden.

○ **Wickelunterlage:** Sie sollte in der Maschine waschbar sein.

○ **Wärmelampe über dem Wickeltisch:** In den ersten Wochen nach der Geburt sollten Sie Ihr Baby auch beim Wickeln und Waschen immer warm halten.

○ **Babyphon**

○ **Grundlegende Pflegeprodukte**

○ **Windeln für Neugeborene** (siehe S. 44–45)

○ **Mobile** über dem Gitterbett

○ **CD-Spieler** für entspannende Musik

○ **Weicher Teppich oder Decke** aus Naturfasern für Bauchlage und Spielzeit

○ **Baby-Schaukelsitz/Wippe,** leicht tragbar

○ **Jalousien:** So stört das Licht Ihr Baby am Morgen oder tagsüber nicht beim Schlafen.

○ **Bequemer Sessel,** wenn Sie nachts stillen oder füttern

○ **Kommode** als Stauraum (oder Kinderbett mit Bettkasten)

○ **Windeleimer** vorzugsweise mit Deckel oder einen Windeltwister

Dekoration

○ **VOC-arme Anstrichfarben** (enthalten wenig flüchtige organische Verbindungen) oder Naturfarben aus Wasser, Lehm, Kalk, Pflanzenpigmenten und Bienenwachs sind ideal.

○ **Wählen Sie Hartholz-Fußböden** mit Vorlegern aus Naturfaser oder einen VOC-armen Teppich. Sie sollten mit einem Staubsauger mit HEPA-Filter gereinigt werden, da sie ein idealer Nährboden für Staubmilben und Allergene sind.

○ **Das Mobiliar sollte aus Massivholz sein,** ohne toxische Beschichtung. Möbel aus Pressspan oder Furnierholz können Formaldehyd enthalten.

○ **Entfernen Sie Schnüre, Steckdosen oder Kabel** aus der Reichweite Ihres Babys.

○ **Die Zimmerdecke,** mit Schablonen verziert, bemalt oder mit einem Mobile versehen, ist für Ihr Baby faszinierend.

Kinderbett

○ **Es sollte eine schadstofffreie Beschichtung haben,** z. B. Bienenwachs.

○ **Ein Modell mit verstellbarer Höhe** kann benutzen werden, bis Ihr Baby in ein großes Bett überwechselt.

○ **Herunterklappbare Seitenteile** ermöglichen ein rückenschonendes Hochheben des Babys.

○ **Kaufen Sie eine neue Matratze, auch für ein gebrauchtes Bett,** am besten mit Baumwollfüllung oder Wollbezug, ohne bromhaltige organische Chemikalien (PBDE) als Flammschutz.

○ **Die Bettwäsche sollte waschbar sein,** vorzugsweise aus reiner Bio–Baumwolle, und keine PBDE enthalten.

○ _____

○ _____

○ _____

○ _____

Hausapotheke für Ihr Baby

Mit einer guten Hausapotheke sind Sie für alle Krankheitsfälle gerüstet. Bewahren Sie alles an einem Ort auf, außerhalb der Reichweite Ihres Babys. Sie brauchen nicht sofort die volle Ausrüstung. Medikamente bezahlt die Krankenkasse, wenn sie vom Kinderarzt verschrieben wurden.

○ **Creme gegen Windelausschlag:** Der Arzt verschreibt Ihnen eine Zinksalbe als Schutzbarriere.

○ **Zahnungsgel**

○ **Paracetamolzäpfchen für Babys** gegen Fieber und Schmerzen bekommen sie vom Arzt. Sie werden erst ab dem 3. Lebensmonat empfohlen. Lesen Sie immer die Packungsbeilage.

○ **Elektrolytlösung nur auf Anraten des Kinderarztes** bei Durchfall und Erbrechen

○ **Homöopathische Mittel,** z. B. Aconit D30 bei ersten Krankheitsanzeichen, Chamomilla D30 bei Zahnen und Unruhe

○ **Desinfektionsspray** zur Desinfektion von Schnitt- und Schürfwunden

○ **Nasentropfen (Kochsalzlösung)** für Babys ersten Schnupfen

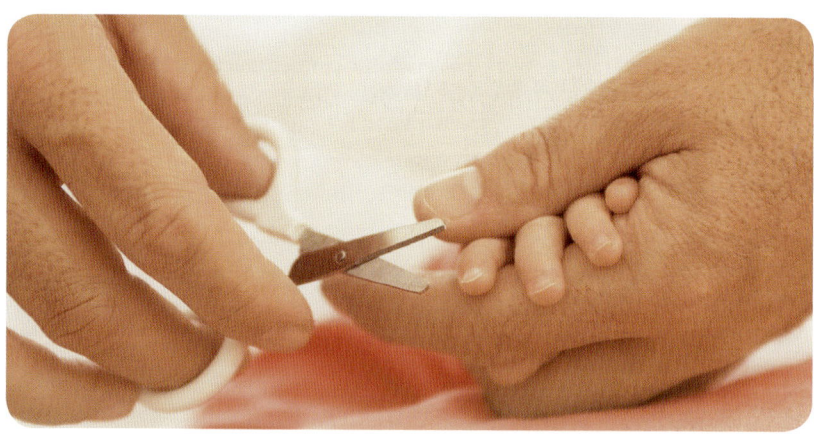

- ○ **Sonnencreme mit hohem Lichtschutzfaktor,** vorzugsweise biologisch, ohne Nanopartikel
- ○ **Bei Bedarf Spritze oder Pipette** für die bessere Dosierung und Verabreichung von Arzneien
- ○ **Nagelknipser oder -schere**
- ○ **Fieberthermometer:** Modell nach Wahl (siehe S. 115)
- ○ **Wattestäbchen** zur Reinigung des Außenohrs (Niemals in den Innenohrgang einführen!)
- ○ **Mulltücher, Einmaltücher bzw. Waschlappen** zum Säubern der Augen und Halsfalten
- ○ **Pflaster und Adhäsionsbandage** in Baby- und Kindergrößen
- ○ **Erste-Hilfe-Handbuch** speziell für Babys und Kinder
- ○ _____
- ○ _____
- ○ _____

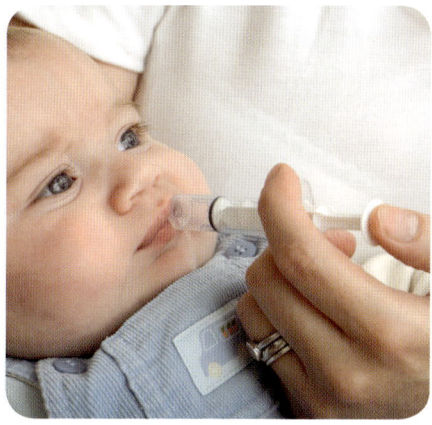
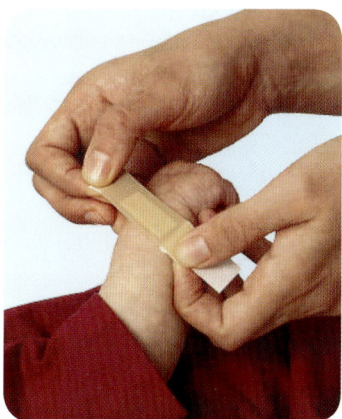

Ihr Nestbautrieb

Die Schwangerschaft weckt neue Gefühle, z. B. den »Nestbautrieb«, der gerade Frauen, die vorher kein Interesse an Hausarbeit hatten, ein Rätsel ist. Folgen Sie ihm dennoch! Zum einen ist für die Ankunft des Babys dann alles tipptopp und zum anderen bringen Sie damit vielleicht die Wehen in Gang!

- ○ **Packen Sie Ihre Kliniktasche** (siehe S. 68–69), dann müssen Sie nicht alles in letzter Minute zusammensuchen und diese Aufgabe schwirrt nicht mehr in ihrem Kopf herum.

- ○ **Bettwäsche wechseln** und Wäscheschrank aufräumen. Sie werden in den ersten Wochen vermutlich Besuch haben und alles sollte vorbereitet sein.

- ○ **Machen Sie einmal in Ihrem Leben einen Frühjahrsputz.** Sie haben vielleicht nie wieder Lust dazu und der Energieaufwand fördert einen erholsamen Schlaf.

- ○ **Laden Sie Freundinnen ein,** um beim Großreinemachen zu helfen. Sie sind schneller fertig, haben Gesellschaft und können das schwere Heben und lästige Bücken delegieren.

- ○ **Kaufen Sie natürliche Reinigungsmittel** ohne Chemikalien. So wird Ihr Zuhause richtig sauber, ohne der Gesundheit des Babys zu schaden.

- ○ **Öffnen Sie die Fenster, lüften Sie das Zuhause,** hängen Sie die Teppiche nach draußen und lassen Sie Licht herein.

- ○ **Ordnen Sie die Babykleidung nach Größen,** um schneller etwas zu finden, das Ihrem Baby passt.

- ○ **Überprüfen Sie Ihre Vorräte.** Sie werden in den Tagen nach der Geburt selten zum Einkaufen kommen, deshalb sollten Grundnahrungsmittel vorhanden sein (Ablaufdatum beachten).

- ○ **Gehen Sie im Kopf den Vorrat an Kosmetikartikeln durch,** während Sie ein entspannendes Schaumbad nehmen.

- ○ **Kochen und frieren Sie Gerichte ein.** Es gibt nichts Besseres als ein fertiges, gesundes Essen, wenn Sie mit Ihrem Baby beschäftigt sind und keine Energie für die Zubereitung aufwendiger Mahlzeiten haben.

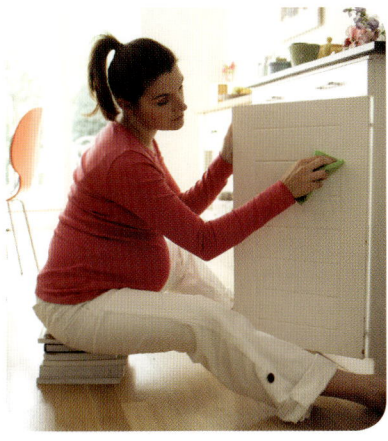 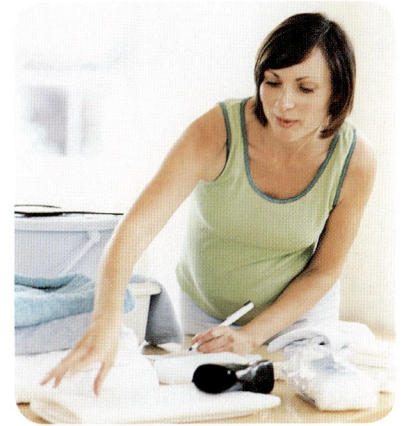

○ **Füllen Sie den Kühlschrank** mit gesunden Snacks für die erste Zeit nach der Geburt (siehe S. 88).

○ **Schreiben Sie eine Liste mit allen Personen,** die nach der Geburt benachrichtigt werden sollen.

○ **Bereiten Sie die Geburtsanzeige** und adressieren und frankieren Sie Umschläge oder entwerfen Sie eine Anzeige, die Sie per E-Mail verschicken. Foto und Einzelheiten können Sie später hinzufügen.

○ **Werden Sie kreativ:** Streichen Sie das Kinderzimmer, sticken Sie ein Kissen oder Bild, legen Sie ein Album an oder schreiben Sie Ihrem Baby einen Brief.

○ **Suchen Sie einen guten Online-Versand für Babyprodukte,** am besten mit Merkservice. So reicht später ein Knopfdruck, um zu bestellen.

○ **Überlegen Sie, ob Sie in einen Windelservice investieren wollen,** wenn Sie Stoffwindeln benutzen.

○ **Ordnen Sie Ihre Finanzen.** Begleichen Sie offene Rechnungen, um Mahnungen zu vermeiden, und legen Sie das Budget für die nächsten Monate fest (siehe S. 14–15).Wenn das Baby da ist, sollen Sie nicht durch Mahnungen gestresst werden.

○ **Nehmen Sie sich Zeit** für Maniküre, Pediküre oder Massagen. Nach der Geburt könnte nicht nur die Zeit, sondern auch das Geld knapp sein.

○ _____

○ _____

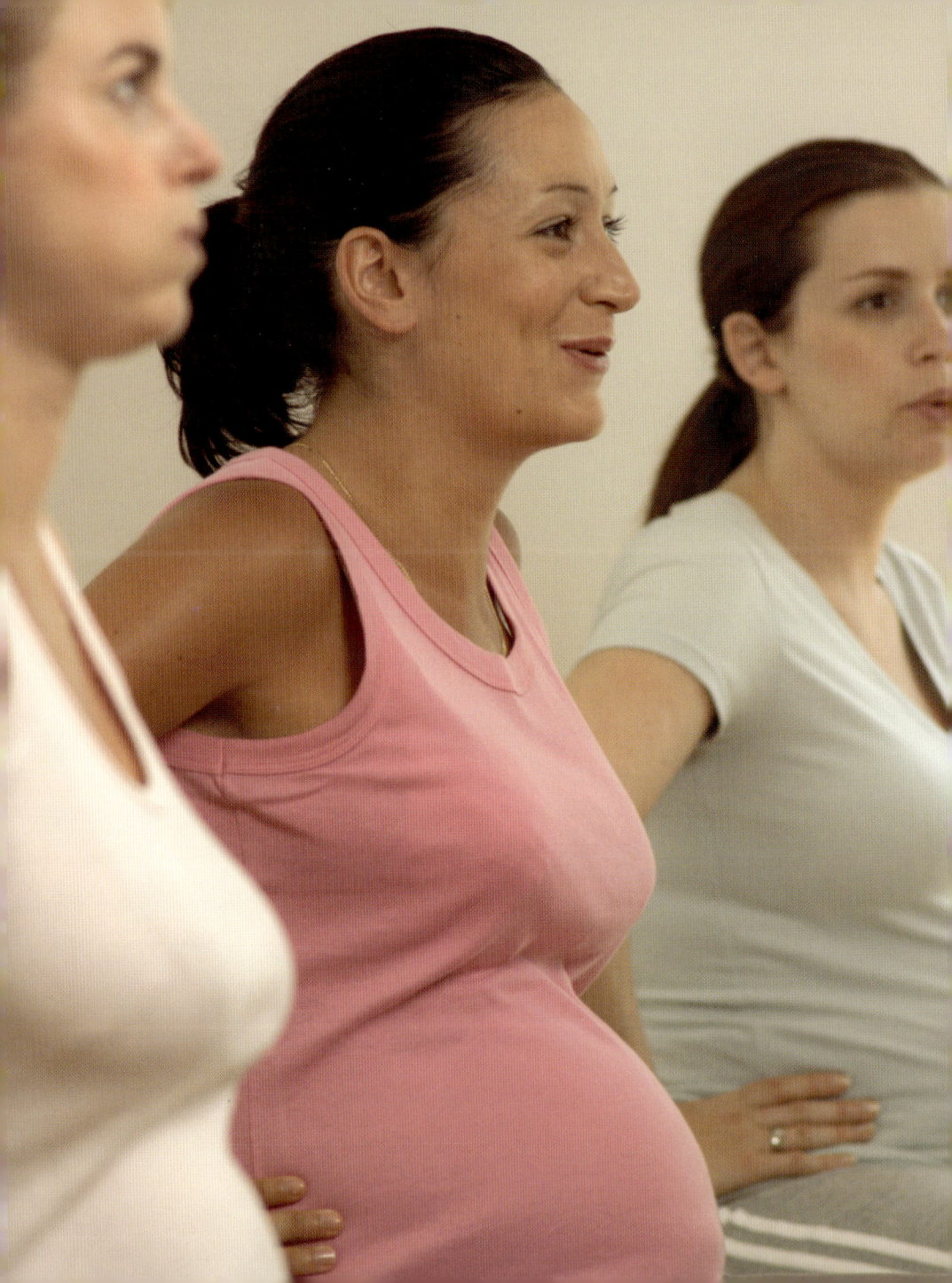

Vorbereitung auf die Geburt

Wählen Sie Geburtsort und -art

Die Geburt ist eine tiefgreifende Erfahrung. Bei der Entscheidung, wo und wie Sie Ihr Baby zur Welt bringen wollen, sollten Sie folgende Faktoren bedenken:

Klinikgeburt

○ **Bei der Wahl der Klinik** sollten Sie die Entfernung von zu Hause berücksichtigen, nicht nur für die Geburt, sondern auch für die Besuche Ihres Partners in der Zeit danach.

○ **Besichtigen Sie die Klinik** und stellen Sie Fragen (siehe S. 64).

○ **Klären Sie Dinge, die Ihnen wichtig sind,** z. B. Besuch im Entbindungszimmer, weitere Hebammenbetreuung nach der Entlassung oder Stillen.

○ **Seien Sie offen für Änderungen,** Sie haben vielleicht eine Hausgeburt geplant, aber bei Komplikationen sollten Sie in einer Entbindungsstation sein und ggf. ein Kinderarzt für die Notfallversorgung des Babys in der Nähe haben.

Hausgeburt

○ **Eine Hausgeburt ist nur bei unkomplizierter Schwangerschaft** und gutem Gesundheitszustand der Mutter angeraten.

○ **Sie sollte** mit Ihrem Arzt und einer Hebamme Ihrer Wahl (Hebammenpraxis, Kosten klären) organisiert werden.

○ **Die Hebamme bringt alles mit,** was Sie braucht, Sie müssen nur ein paar Dinge vorbereiten (siehe S. 72).

Ambulante Geburt

○ **Das bedeutet Betreuung durch Ihre Hebamme** vor der Geburt zu Hause, Entbindung in der Klinik, begleitet von Ihrer Hebamme, und im Anschluss Rückkehr und Wochenbettbetreuung.

Geburtshaus

○ **Die ideale Option, wenn Sie eine natürliche Geburt möchten**

○ **Geburtshäuser selektieren die Kandidatinnen,** um das Komplikationsrisiko zu mindern.

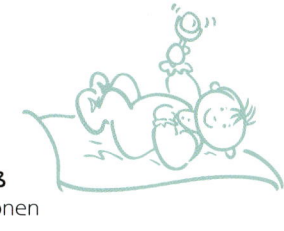

○ **Geburtshäuser sind für Notfälle mit einem Mindestmaß an moderner Technologie ausgestattet.** Bei Komplikationen werden Sie in eine Klinik überwiesen.

○ **Nehmen Sie die Einrichtung in Augenschein.** Die Hebammen sollten registriert sein und das Geburtszentrum regelmäßig überprüft werden.

○ **Klären Sie die Kostenfrage** bei Betreuung vor und während der Geburt.

Beleghebammen

○ **Die meisten Kliniken haben angestellte Hebammen und selbstständige, letztere sind die sog. Beleghebammen.** Diese können Sie nicht nur während, sondern auch vor und nach der Geburt zuhause betreuen. Klären Sie vorab die Kostenfrage.

Geburtsarten

○ **Vaginalgeburt:** Die Vorteile sind leichteres Stillen, schnellere Entlassung und rasche Genesung. Für ihr Baby ist die Vaginalgeburt wichtig für die Entwicklung, da während des Passierens des Geburtskanals das Fruchtwasser aus der Lunge des Babys gepresst wird. Die Lunge kann so nach der Geburt mit dem Atmen beginnen. Außerdem ist das natürliche Gebären eine sehr emotionale und einschneidende Erfahrung, die den Grundstein für die Beziehung zwischen Mutter und Kind legt.

○ **Kaiserschnitt:** Die operative Entbindung erfolgt mittels Schnitt durch Bauchdecke und Gebärmutter, z. B. bei Mehrlingsschwangerschaft, komplizierter Kindslage oder Komplikationen. Sie kann auch auf Wunsch erfolgen.

○ **Natürliche Geburt:** gekennzeichnet durch geringfügiges oder fehlendes schulmedizinisches Eingreifen

○ **Wassergeburt:** Verwendung einer Geburtswanne während der Wehen und Geburt. Die Überwachung des Kindes erfolgt mit einem speziellen Doppler-Gerät

○ **Hypnogeburt:** Durch Selbsthypnose und kontrollierte Atmung wird der Schmerz eingedämmt. Die Methode ist nicht sehr verbreitet. Erkundigen Sie sich nach Kursen in Ihrer Stadt.

○ ....

○ ....

Fragen zur Auswahl der Klinik

Oft besteht die Möglichkeit, vorab verschiedene Geburtskliniken in Augenschein zu nehmen, eine Chance, die Sie nutzen sollten. Auf diese Weise können Sie sich ein Bild von der Entbindungsstation machen und wichtige Fragen stellen, z. B.:

○ **Nach Park- und Einkaufsmöglichkeiten oder Gastronomie-Einrichtungen** (und Kosten)

○ **Aufnahmeverfahren**

○ **Was Sie mitbringen müssen** (und nicht mitnehmen dürfen)

○ **Besuchszeiten,** Höchstzahl der Besucher, Besucherregelung für Kinder

○ **Unterbringung im Einzelzimmer**

○ **Höchstzahl der Mütter auf der Station, Rooming-In**

○ **Umgang mit Ihrem persönlichem Geburtsplan**

○ **Wann wird die Geburt eingeleitet?**

○ **Geburtenrate, medizinische Eingriffe und Kaiserschnitte**

○ **Betreuungspersonal und Kontinuität der Betreuung während der Entbindung**

○ **Verfügbarkeit von Geburtswannen oder Duschen**

○ **Welche Mittel der Schmerzlinderung gibt es?** Dürfen Sie während der Wehen Naturheilmittel verwenden? Wie lange dauert es, bis eine Peridural-anästhesie (PDA) verabreicht wird (siehe S. 76)?

○ **Welche Überwachungsgeräte für das Baby sind verfügbar?**

○ **Welche Unterstützung gibt es beim Stillen?**

○ **Was geschieht nach der Geburt mit Ihnen und dem Kind?**

○ **Besichtigen Sie** die Neugeborenen-Intensivstation und/oder Säuglingsstation.

○ **Stellen Sie Fragen zu allem,** was Ihnen auffällt.

○ _____

○ _____

Geburtsvorbereitungskurs wählen

Im Geburtsvorbereitungskurs lernen Sie andere Eltern kennen und können ein langfristiges unterstützendes Netz knüpfen. Sie erhalten Informationen über den Ablauf der Entbindung und den Umgang mit Schmerzen und Beschwerden vor und nach der Geburt.

- ○ **Paar- oder Einzelkurse** werden in Kliniken, Hebammenpraxen und Familienzentren angeboten (für die Frau kostenlos oder bezuschusst, wenn den Kurs eine Hebamme leitet).
- ○ **Private Geburtsvorbereitung:** Die Kurse sind kleiner und müssen meistens aus eigener Tasche bezahlt werden.
- ○ **Reine Frauen-Kurse** sind auch möglich.
- ○ **In Yogakursen für Schwangere** werden Yogaübungen vermittelt, die den Körper vor der Geburt stärken.
- ○ **Auffrischungskurse** informieren Frauen (oder Eltern), die bereits Kinder haben über die neuesten Theorien und Studien.
- ○ _____
- ○ _____
- ○ _____

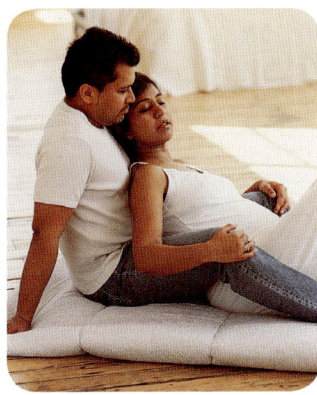

Kurswahl

Belegen Sie einen Kurs mit Frauen, die etwa den gleichen Geburtstermin haben, um Kontakte zu knüpfen, die auch nach der Entbindung gepflegt werden. Die Kurse dauern normalerweise 6–8 Wochen. Sie können sich aber auch in ganztägigen Intensiv-Workshops über Atemtechniken während der Wehen und den Stillprozess informieren.

Ihre Anweisungen zur Geburt

Ihre persönlichen Anweisungen zur Geburt bieten Ihnen die Chance, sich mit den verschiedenen Aspekten Ihrer Behandlung während der Entbindung auseinanderzusetzen. Sie können sie ausführlich gestalten, sollten aber flexibel bleiben. Wehen verlaufen selten nach Plan. Wichtig ist allein, dass Sie ein gesundes, zufriedenes Baby zur Welt bringen.

Überlegen und notieren Sie:

○ **Wer Sie zur Entbindung begleiten soll** und ob Sie die Anwesenheit von angehenden Ärzten und Hebammen akzeptieren

○ **Wie die Umgebung sein sollte:** gedämpftes Licht, Musik, Lieblingskleidung

○ **Aktivitäten während der Wehen:** Gehen, Yoga, Geburtsbecken

○ **Ihre Wahl der Schmerztherapie**

○ **Einstellung zur Einleitung oder Beschleunigung der Wehen**

○ **Bevorzugte Geburtsposition**

○ **Ihre Einstellung zu Dammschnitt und Dammriss**

○ **Ob Sie den Kopf des Babys nach dem »Durchtritt« berühren möchten**

○ **Ob Ihr Partner die Nabelschnur durchtrennen soll**

○ **Ihre Einstellung zu Fotos oder Videoaufnahmen während der Geburt**

○ **Ob Sie möchten, dass man Ihnen das Baby sofort auf den Bauch legt,** bevor es gesäubert und untersucht wird

○ **Ob Sie beim Waschen Ihres Babys helfen wollen**

○ **Was mit der Plazenta geschehen soll**

○ **Die ideale Aufenthaltsdauer in der Klinik**

○ **Bei einem Kaiserschnitt:** ob Sie eine Peridural- oder Spinalanästhesie statt einer Vollnarkose wollen, ob Ihr Partner dabei sein soll und ob Sie auf das Trenntuch verzichten wollen, um die Geburt zu verfolgen

○ _____

○ _____

○ _____

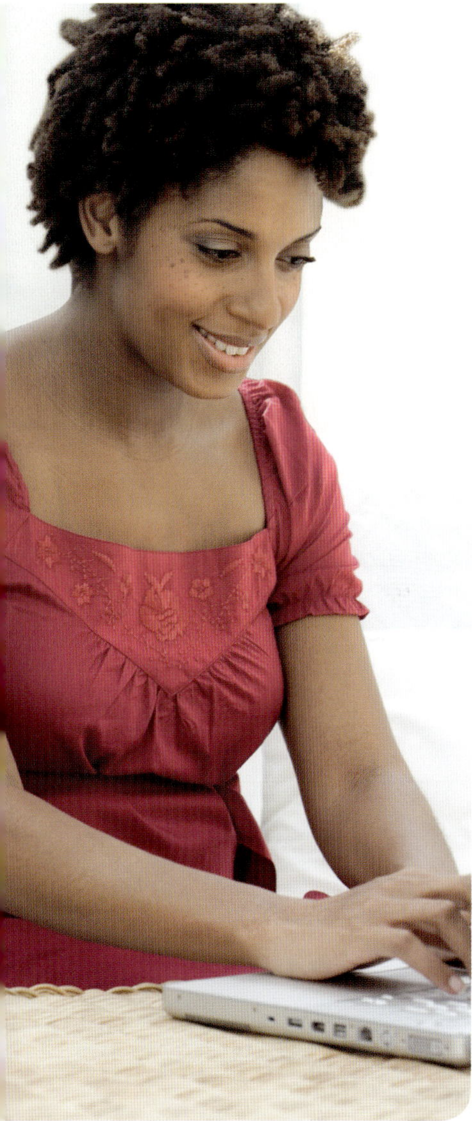

Wenn Ihr Plan fertig ist

○ **Zeigen Sie ihn Ihrer Hebamme und fragen Sie nach Ihrer Meinung.** Sie kann Tipps geben und Alternativen aufzeigen, falls einer Ihrer Wünsche nicht realisierbar ist.

○ **Markieren Sie die wichtigsten Elemente:** Ihre Betreuer sollten wissen, was für Sie wichtig ist, falls Sie umdisponieren müssen.

○ **Listen Sie auch auf, worauf Sie notfalls verzichten können,** sodass Ihre Betreuer Wahlmöglichkeiten haben.

○ **Kopieren Sie den Plan** für den Geburtspartner, Ihre Hebamme und die Hebamme, die Sie während der Geburt betreut.

○ ....

○ ....

○ ....

○ ....

Ihre Kliniktasche

Die Kliniktasche sollte einige Wochen vor Geburtstermin gepackt sein, damit Sie vorbereitet sind, wenn Ihr Baby kommt. Nehmen Sie lieber zu viel als zu wenig mit, falls Sie länger bleiben müssen als geplant. Konzentrieren Sie sich auf die grundlegenden Dinge. Ihr Partner kümmert sich um den Rest (siehe S. 70).

Ihre Anweisungen zur Geburt

○ **Deko, um den Raum persönlicher zu gestalten,** z. B. Kerzen, Kissen

○ **Morgen-/Bademantel,** Hausschuhe und Socken

○ **Altes T-Shirt oder Nachthemd für die Entbindung,** 1–2 Nachthemden oder Schlafanzüge für danach, vorne zu öffnen

○ **Lippenbalsam**

○ **Imbiss und Getränke,** z. B. Wasserflasche und Strohhalm

○ **Kosmetikartikel,** Make-up, Haar- und Zahnbürste, Zahnpasta

○ **Medikamente, die Sie einnehmen müssen** (nach Rücksprache mit dem Arzt, wenn Sie stillen)

○ **Buch oder Zeitschriften zur Entspannung**

○ **Mittel zur Schmerzintervention,** z. B. ätherische Öle, homöopathische Mittel, TENS-Gerät, Massageöl, Blütenessenzen

○ **Stillbüstenhalter**

○ **Stilleinlagen**

○ **Handtücher und Waschlappen**

○ **Alte Unterhosen oder Wegwerfslips**

○ **Kopfhörer,** wenn es auf der Station laut ist

○ **Handy** oder Adressbuch

○ **Kleidung für den Heimweg**

○ _____

○ _____

Ihre Babytasche

Sie müssen alles in die Klinik mitnehmen, was Ihr Baby in den ersten Tagen braucht. Zur Ausstattung direkt nach der Geburt und für den Aufenthalt im Krankenhaus gehören:

- ○ **1–2 einteilige Schlafanzüge,** die ein schnelles Wechseln der Windeln ermöglichen
- ○ **2–3 Strampler,** selbst bei kurzem Klinikaufenthalt
- ○ **2–3 Bodys aus Baumwolle** mit Druckknöpfen im Schritt
- ○ **1–2 Paar Socken oder Babyschuhe**
- ○ **2–3 Wickeljacken** aus Schur- oder Baumwolle
- ○ **Fäustlinge,** falls Ihr Baby mit langen Fingernägeln geboren wurde und sich kratzt
- ○ **1 weiche Mütze oder Haube,** um die Körperwärme zu halten
- ○ **12–24 Windeln,** falls sie nicht von der Klinik gestellt werden, fragen Sie vorher nach! Nehmen Sie am besten Wegwerfwindeln mit, weil Sie keine Möglichkeit haben werden, Stoffwindeln zu waschen.
- ○ **1 Paket Feuchttücher ohne Konservierungsstoffe**
- ○ **1–2 weiche Babydecken,** um Ihr Kind weich, aber fest einzuwickeln (pucken)
- ○ **3–4 Mulltücher** zum Aufwischen und als Kleiderschutz
- ○ **1 Badetuch mit Kapuze**
- ○ **1 weicher dünner Waschlappen**
- ○ ....
- ○ ....
- ○ ....
- ○ ....

Checkliste für den Geburtspartner

Ihr Geburtspartner darf nicht nur die Geburt miterleben, er ist bei der Entbindung auch für die Erledigung bestimmter Aufgaben verantwortlich. Denken Sie nicht, dass Sie alles selbst organisieren müssen. Geben Sie Ihrem Geburtspartner diese Checklisten, sodass er von Anfang an in das Geschehen einbezogen ist. Die Liste ist nur für seine Augen bestimmt.

Vorab

- **Informieren Sie sich über Schwangerschaft und Geburtsphasen.**
- **Klären Sie mit Arzt oder Hebamme** Ihre eigenen Fragen.
- **Begleiten Sie Ihre Partnerin bei der Klinikbesichtigung.**
- **Planen und fahren Sie den Weg zur Klinik ab.**
- **Lesen Sie die Anweisungen Ihrer Partnerin zur Geburt.** Achten Sie auf Punkte, bei denen sie kompromissbereit wäre.
- **Nehmen Sie mindestens einmal am Geburtsvorbereitungskurs teil,** um mit Positionen und Atemtechniken bei der Geburt vertraut zu werden.
- **Listen Sie Arzneien auf,** die Ihre Partnerin zur Schmerzlinderung in Betracht ziehen würde.
- **Packen Sie Ihre Kliniktasche** mindestens 2 Wochen vor Geburtstermin.
- **Listen Sie auf, was Sie im letzten Moment einpacken müssen.**
- **Überprüfen Sie die Checkliste für die Kliniktasche** (siehe S. 68) und andere Checklisten zur Geburt.

Die Führung übernehmen

Wenn die Wehen begonnen haben, wird Ihre Partnerin sich wünschen, dass Sie die Führung übernehmen. Verständigen Sie die Klinik, wenn die Fruchtblase platzt oder die Wehen im Abstand von weniger als 10 Minuten erfolgen. In der Klinik informieren Sie die Hebamme über die Anweisungen Ihrer Partnerin und lassen sich alles zeigen, was Sie brauchen könnten.

Was Sie mitbringen sollten

○ **Naturheilmittel** plus Notiz, wann sie eingesetzt werden können oder sollten

○ **Badeanzug/Badehose bei einer Wassergeburt,** falls Sie Ihrer Partnerin im Becken Gesellschaft leisten möchten

○ **Kleingeld,** evtl. für Münzfernsprecher und Parkplatz.

○ **Liste der Leute, die Sie von der Geburt des Babys benachrichtigen sollen**

○ **Kamera oder Videorekorder** und Ladegerät

○ **Kleidung zum Wechseln:** Wehen können schweißtreibend sein.

○ **Zahnbürste und andere Toilettenartikel**

○ **Spiele, z. B. Scrabble oder Spielkarten**

○ **Stimmungsvolle/entspannende Musik** für Wehen und Geburt

○ **Belegte Brote und/oder andere Snacks** zur Stärkung für Sie und Ihre Partnerin

○ **Armbanduhr oder Wecker,** um Wehenabstände zu messen

○ **Kliniktasche Ihrer Partnerin**

○ **Babytasche**

○ **Babyschale** für die Heimfahrt

○ ....

○ ....

○ ....

○ ....

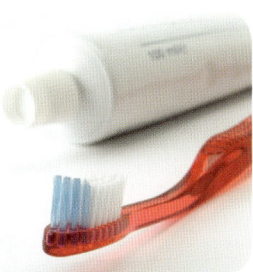
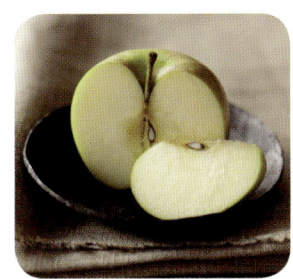
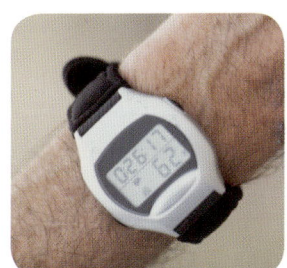

Hausgeburt

Auch bei einer Hausgeburt sollte bis zur 36. Schwangerschaftswoche alles vorbereitet sein, da sich nicht jedes Baby an den Geburtstermin hält. Bei einer Hausgeburt haben Sie die Möglichkeit, die Umgebung so zu gestalten, wie Sie möchten. Also genießen Sie die Vorbereitung. Sie brauchen dazu Folgendes:

- ○ **Plastikfolie** als Schutz für Bett, Fußboden oder Sofa
- ○ **Weiche Auflage,** z. B. alte Handtücher oder Laken
- ○ **Einmal-Matratzenschutz** (Inkontinenzauflage): Sie haben die perfekte Größe für die Geburt und, um Ihr Baby warm zu halten.
- ○ **Ihre persönlichen Anweisungen zur Geburt:** Sie haben später vielleicht eine andere Hebamme, darum sollten Sie alles schriftlich festhalten.
- ○ **Musik oder Kerzen,** um das gewünschte Ambiente zu schaffen
- ○ **Schmerzintervention,** z. B. TENS-Gerät, homöopathische Arzneien oder eine Selbsthypnose-CD
- ○ **Eiswürfel**
- ○ **Thermosflasche mit heißem Wasser oder Heizkissen**
- ○ **Aromatherapie-Öle** für die Badewanne
- ○ **Leichte Snacks und Getränke** zur Stärkung
- ○ **Bei einer Wassergeburt** viele alte Handtücher
- ○ **Müllbeutel** für schmutzige Bettwäsche und anderes
- ○ **Haushaltsfolie** (um das Baby nach der Geburt zu wärmen)
- ○ **Alte Plastikschüssel mit Deckel** für die Plazenta
- ○ **Sauberes, vorne zu öffnendes Top** (nach der Geburt)
- ○ **Kuscheldecke** für die Zeit nach der Geburt
- ○ **»Notfall«-Tasche** mit allem, was Sie und das Baby brauchen, falls Sie doch in die Klinik fahren müssen

- ○ _____
- ○ _____

Wassergeburt

Laut Studien sind Wassergeburten für Mutter und Baby vorteilhaft, daher erfreut sich diese Geburtsart immer größerer Beliebtheit. Falls Sie die Wassergeburt in Klinik oder Geburtshaus planen, finden Sie dort die benötigte Ausrüstung vor. Hier genügt die Kliniktasche. Für die Wassergeburt zu Hause oder in einem gemieteten Becken bereiten Sie alles nach der Checkliste für die »Hausgeburt« vor (siehe gegenüberliegende Seite). Das sollten Sie bedenken:

- ○ **Ihre Hebamme sollte Erfahrung mit Wassergeburten haben.**
- ○ **Die Herztöne des Babys** sollten im Wasser überwacht werden können.
- ○ **Erkundigen Sie sich, wie viele Frauen die Geburtswanne benutzt haben** und ob es Komplikationen gab.
- ○ **Klären Sie die Kostenfrage.**
- ○ **Belegen Sie einen Geburtsvorbereitungskurs in einer Klinik,** in dem man Sie auf die Wassergeburt vorbereiten kann.
- ○ **Informieren Sie sich bei Frauen, die eine Wassergeburt hatten,** ob sie zu empfehlen ist und ob sie nur während der Wehen oder auch während der Geburt im Becken waren.
- ○ **Ein gemietetes, aufblasbares Becken** sollte groß genug sein, um bequem zu sitzen, und der Rand sollte bis zu den Achselhöhlen reichen.
- ○ **Der Fußboden muss** das Gewicht des vollen Beckens tragen können und von allen Seiten zugänglich sein.
- ○ **Denken Sie daran: Sie brauchen die technischen Vorrichtungen,** um das Becken zu füllen.
- ○ **Geben Sie eine Tasse Meersalz ins Wasser,** damit die Haut nicht schrumpelig und aufgeweicht wird.
- ○ **Legen Sie saubere, frische Handtücher bereit.**
- ○ **Probieren Sie vorab Gebärpositionen aus.** Sie können aufblasbare Kissen zur Unterstützung und ein zusammengefaltetes Handtuch oder eine Gummimatte als Knieschutz benutzen.
- ○ **Stellen Sie eine Sprühflasche mit Wasser und frisches Trinkwasser in Reichweite.** Im warmen Wasser könnte Sie überhitzt oder durstig werden.

Wehenzeichen

Am Ende der Schwangerschaft haben viele Frauen Vorwehen, die leicht mit echten Wehen verwechselt werden können. Bevor Sie in die Klinik fahren, sollten Sie anhand der Checkliste überprüfen, ob es wirklich losgeht.

Achten Sie auf diese Anzeichen

○ **Ausgiebige Darmentleerung,** Erbrechen oder Übelkeit, bevor der Körper in die aktive Phase eintritt

○ **Schmerzen im unteren Rückenbereich**

○ **Starker Nestbautrieb:** Wenn Sie anfangen, die Geschirrtücher zu bügeln, ist etwas im Verzug.

○ **Krämpfe,** ähnlich wie bei der Menstruation

○ **Regelmäßige Kontraktionen** in immer kürzeren Abständen, die schmerzhafter werden (sie können auch wieder aufhören)

○ **Zu Wehenbeginn können Sie sich zwischen den Wehen unterhalten** und Ihren gewohnten Tätigkeiten nachgehen.

○ **Abgang des Schleimpfropfs,** der den Muttermund verschließt und mit Blut vermischt sein kann, »Zeichnen« genannt

○ **Platzen der Fruchtblase:** Das Fruchtwasser kann tröpfelnd oder in einem Schwall abgehen. Erschrecken Sie nicht vor der Wassermenge, die Fruchtblase enthält sehr viel Wasser.

○ _____

○ _____

Schnelle Geburten

Während bei den meisten Erstgebärenden die Wehen mindestens einige Stunden (und oft sogar länger) dauern, haben manche Frauen schnelle Geburten. Wenn die Wehen sehr stark und in kurzen Abständen kommen oder Sie einen Pressdrang empfinden, fahren Sie sofort ins Krankenhaus oder rufen Sie Ihre Hebamme an.

Fragen zum Geburtsablauf

Viele Frauen und ihre Partner sind durch Wehen und Gebären entmutigt und wissen nicht, wann sie die Stimme erheben oder was sie nachfragen können. Wichtig ist vor allem das Gefühl, dass Sie sich in guten Händen befinden. Wenn Sie Zweifel und Fragen haben, sollten Sie diese umgehend äußern.

- ○ **Erkundigen Sie sich über Art und genauen Ablauf der vorgeschlagenen medizinischen Verfahren.**

- ○ **Erkundigen Sie sich nach Schmerzen,** Risiken für Ihr Baby und Nebenwirkungen.

- ○ **Erkundigen Sie sich nach Alternativen.**

- ○ **Erkundigen Sie sich, warum ein bestimmtes Verfahren angeraten wird,** und ob es absolut unerlässlich ist.

- ○ **Erkundigen Sie sich, ob es sich um einen etablierten oder einen neuartigen Eingriff handelt.**

- ○ **Erkundigen Sie sich, welche Auswirkungen** Medikamente oder medizinische Eingriffe auf Wehenverlauf, Genesungsprozess und Gesundheit des Babys haben.

- ○ **Erkundigen Sie sich, was geschieht, wenn die Wehen nachlassen** oder die Geburt nicht nach Plan verläuft.

- ○ **Erkundigen Sie sich nach Vor- und Nachteilen einer Behandlungsmethode.** Sie sollten angesprochen werden.

- ○ **Nehmen Sie sich Zeit, um sich mit Ihrem Partner zu beraten und, um mehr Fragen zu stellen.**

- ○ **Erkundigen Sie sich, ob sich ein Eingriff hinauszögern lässt** und, ob es Nachteile hat, zu warten?

- ○ **Bitten Sie, umgehend informiert zu werden, wenn die Gesundheit des Babys beeinträchtigt sein könnte.**

- ○ **Erkundigen Sie sich, wann Sie spätestens über einen Eingriff entscheiden müssen.** Finden Sie z. B. heraus, wie weit im Voraus Sie nach einer Periduralanästhesie (PDA) fragen müssen.

- ○

Schmerzlinderung

Es gibt in der schulmedizinischen und in der alternativen Medizin zahlreiche Möglichkeiten zur Schmerzlinderung bei Wehen. Manche Frauen kombinieren beide Therapieformen, andere wünschen sich eine möglichst alternative Therapie während die Übrigen eine konventionelle Behandlung anstreben. Hier die Therapien, die von den meisten Kliniken oder Geburtshäusern angeboten werden.

○ **Injektionen:** Meistens wird Pethidin, Meptazinol oder andere Opioid-Analgetika in Oberschenkel- oder Gesäßmuskulatur gespritzt, intravenös verabreicht oder programmiert, sodass Sie die Kontrolle über die Dosierung haben. Sie können Übelkeit, Erbrechen und Schläfrigkeit auslösen, sich auf Atmung und Aktivitätsgrad des Babys auswirken.

○ **Während der Wehen können krampflösende Medikamente,** sog. Spasmolytika (Buscopan), gegeben werden. Sie sind nötig, wenn der Muttermund sich nicht öffnet, sondern verkrampft. Nach Gabe von Zäpfchen oder Infusion öffnet sich der Muttermund langsam und Ihre Schmerzen lassen nach.

○ **Die Periduralanästhesie (PDA)** betäubt Nerven im unteren Rücken zwischen Gebärmutter und Geburtskanal und im Gehirn. Die Nerven werden mit einer dünnen Hohlnadel punktiert und ein Periduralkatheter mit nachfüllbarem Schmerzmittel angebracht und fixiert. Sobald die Nadeln gesetzt sind, spüren Sie diese nicht mehr. Die Beine werden schwer. Bei der »mobilen Periduralanästhesie« bleiben Sie beweglicher. Nebenwirkungen: Kopfschmerzen, niedriger Blutdruck während und nach der Periduralanästhesie und einige andere Symptome. Sie wirkt sich nicht auf das Kind aus.

○ **Während der Presswehen können die Nerven in Damm- und Scheidenbereich betäubt werden.** Das Mittel wird durch die Scheide in die Nähe der entsprechenden Nerven gespritzt. Der Durchtritt des Köpfchens Ihres Babys erfolgt so ohne Schmerzen.

○ ────────────────────────────────

○ ────────────────────────────────

○ ────────────────────────────────

○ ────────────────────────────────

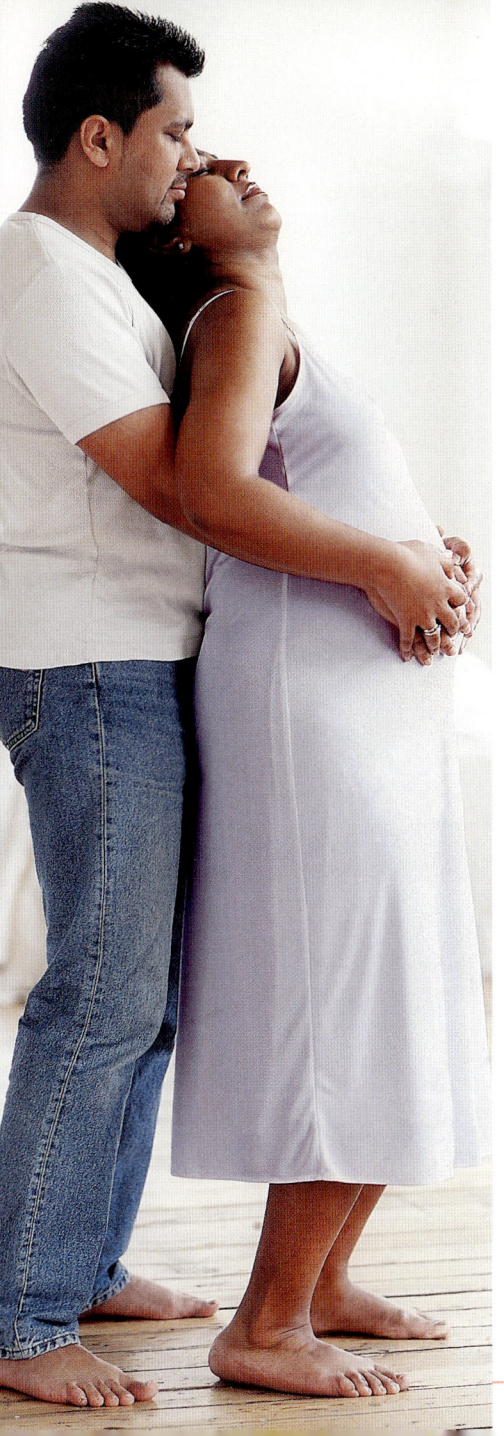

Selbsthilfe bei Schmerzen

Zu den Schmerztherapien ohne Medikamente gehören in den ersten Wehenphasen Partnermassagen, Entspannungs- und Atemübungen (lernen Sie in den Geburtsvorbereitungskursen), Aufenthalt im Wasser (Badewanne, Dusche oder Geburtswanne) und sanfte Gymnastik. Viele Frauen schwören auf verschiedene alternative Methoden, wie Reflexzonenmassage, Aromatherapie, Homöopathie, Heilpflanzen, Akupunktur und Hypnose. Lassen Sie sich von einem Heilpraktiker Arzneien für die einzelnen Wehenphasen zusammenstellen oder holen Sie sich Tipps und Ratschläge zur Schmerzbekämpfung. Wählen sie immer einen erfahrenen Heilpraktiker mit anerkannter Ausbildung.

Ihre Geschenkwunschliste

Immer mehr zukünftige Eltern listen vorab ihre Geschenkideen auf, präsentieren sie auf einer eigenen Website oder hinterlegen in einem Kaufhaus eine Wunschliste. So bekommen Sie genau das, was sie brauchen, und für einige teurere Anschaffungen können sich mehrere Schenker zusammentun.

Gute Ideen für die Geschenkwunschliste können sein:

- ○ **Babyphon**
- ○ **Kinderwagen und/oder Autositz**
- ○ **Wickeltisch**
- ○ **Spieluhr oder Mobile**
- ○ **Tragehilfe** (Tuch oder Gestell)
- ○ **Kleidung** (in verschiedenen Größen)
- ○ **Spieleteppich**
- ○ **Badetücher**
- ○ **Wickeltasche**
- ○ **Gutschein für Babymassage**
- ○ **Baby-CD-Spieler** und beruhigende und anregende CDs
- ○ **Familienbild im professionellen Fotostudio**

Nicht alle Geschenke müssen Geld kosten:

- ○ **1–2 Abende Babysitten**
- ○ **1–2 Mahlzeiten zum Einfrieren**
- ○ **Hausputz- oder Bügelaktion**
- ○ _____
- ○ _____
- ○ _____

Besucher und Helfer

Um die ersten Tage zu Hause zu bewältigen, sollten Sie sich schon vorher ein unterstützendes Netz aufgebaut haben. Denken Sie daran, dass hilfreiche Freunde und eine dritte Hand zwar ein Segen sind, Sie aber auch Ruhepausen für Ihren Partner und Ihr Baby brauchen.

- ○ **Stellen Sie einen Besuchsplan auf,** damit nicht alle Besucher auf einmal erscheinen und bewirtet werden wollen.
- ○ **Besucher sollten vorher anrufen,** um festzustellen, ob der Zeitpunkt für eine Stippvisite günstig ist.
- ○ **Beschränken Sie die Anzahl der Besucher in den ersten Tagen** und warnen Sie vor, dass der Besuch kurz sein sollte.
- ○ **Hilfreiche Freunde** sollten z. B. nachmittags kommen, um Ihnen bei Essensvorbereitungen zu helfen oder um sich um das Baby zu kümmern, während Sie eine Ruhepause einlegen.
- ○ **Pinnen Sie eine Liste an den Kühlschrank** mit den Aufgaben, bei denen Sie Hilfe brauchen könnten.
- ○ **Nehmen Sie an, wenn Ihnen eine Mahlzeit zubereitet wird.**
- ○ **Falls Sie weitere Kinder haben,** sollten Sie in der Aufregung weder untergehen noch durch den Besucherstrom aus dem Konzept geraten.
- ○ **Nicht jeder Besucher bringt ein kleines Geschenk für die älteren Geschwister mit,** halten Sie daher für solche Fälle ein Trostpflaster bereit, um Enttäuschungen zu vermeiden.
- ○ **Geben Sie eine kleine Party,** wenn Sie das Thema Besuch an einem Tag abhaken wollen. Jeder bringt etwas zu Essen mit und Sie verwenden Pappgeschirr, um sich den Abwasch zu sparen.
- ○ ....

Hilfe zur Hand

Die Telefonnummer der Stillberatung oder Hebamme sollte in Reichweite sein, damit Sie sich notfalls Rat holen können.

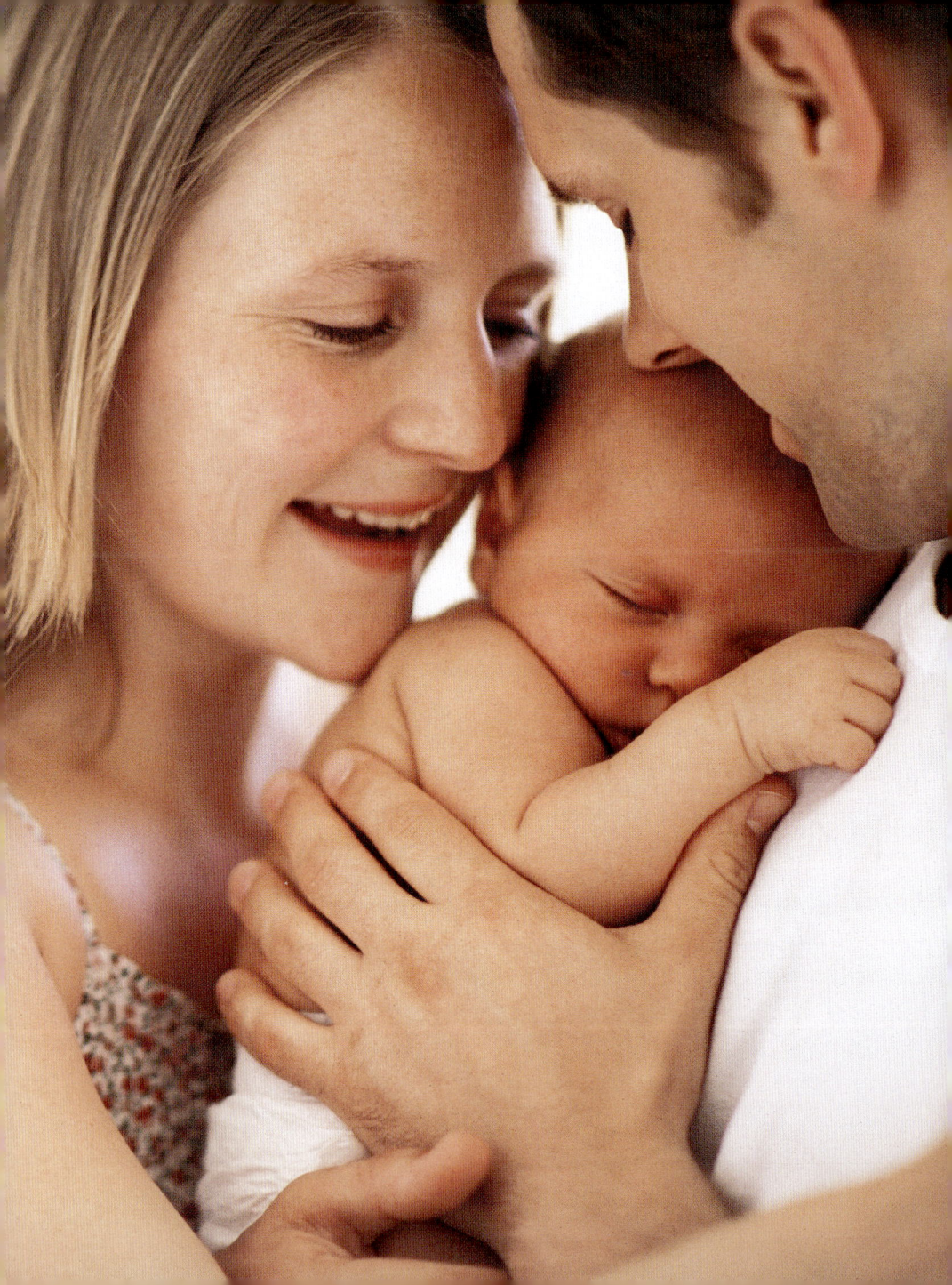

Ihr Baby nach der Geburt

Untersuchungen und Tests

Unmittelbar nach der Geburt (U1) und vor der Entlassung aus der Klinik (U2) wird Ihr Baby untersucht. Bei einer Hausgeburt übernehmen Hebamme oder Kinderarzt die erste Untersuchung, für die U2 gehen Sie zum Kinderarzt. Auch Sie werden mehrmals untersucht, um Ihre Gesundheit und Ihr Wohlbefinden zu gewährleisten.

Ihr Baby

○ **Der APGAR-Test,** der im Abstand von 1, 5 und 10 Minuten stattfindet, bewertet Hautfarbe, Atmung, Herzfrequenz, Muskeltonus und Reflexresonanz. Die höchste Punktzahl, die erreicht werden kann, und damit das beste Ergebnis ist 10.

○ **Ihr Kind wird gemessen, gewogen** und der Kopfumfang notiert.

○ **Der Mund wird auf Ausschlag** und die Augen auf Infektionen überprüft.

○ **Die meisten Neugeborenen erhalten Vitamin K** per Injektion oder oral, um einem Mangel vorzubeugen. Vitamin K ist für die Blutgerinnung nötig. Wenige Babys (1 von 10 000) leiden an Vitamin-K-Mangel.

○ **Am 3. Tag der Geburt wird Ihrem Baby ein Tropfen Blut durch Anritzen der Ferse entnommen, um damit das Neugeborenen-Screening (Guthrie-Test) durchzuführen.** Dabei sollen verschiedene, angeborene Stoffwechselerkrankungen erkannt werden.

○ **Ein Neugeborenen-Hörscreening** nach der Geburt in der Klinik dient der Früherkennung von Hörschäden. Bei einer Hausgeburt führt der Kinder- oder HNO-Arzt den Test durch. Das Screening ist freiwillig, die Kosten werden von der Krankenkasse übernommen.

○ **Die erste Untersuchung (U1) direkt nach der Geburt** trägt zur Früherkennung von Gesundheitsproblemen bei. Sie umfasst Kopf, Ohren, Augen, Mund, Haut, Herz, Lunge, Genitalien, Hände, Füße, Wirbelsäule, Hüften und Reflexe.

○ **Die Hebamme untersucht regelmäßig Haut und Hautfarbe** auf Anzeichen von Gelbsucht und kontrolliert die Windeln auf regelmäßigen Stuhlgang und Urin.

○ **Der Nabel wird überprüft,** um zu sehen, ob der Rest der Nabelschnur abgefallen ist und die Wunde trocknet.

○ **Die U2** findet am 3.–10. Tag statt, die U3 zwischen der 4. und 6. Lebenswoche.

Mutter

Unmittelbar nach der Geburt

○ **Die Gebärmutter wird abgetastet,** um sicherzugehen, dass sie wieder verkleinert ist und keine Plazentareste mehr enthält.

○ **Blut und Wochenfluss werden untersucht.**

○ **Der Blutdruck wird gemessen.**

○ **Eine Vaginaluntersuchung** wird bei starken Blutungen, Schmerzen, Dammriss oder Dammschnitt durchgeführt.

○ **Bei anämischen Frauen** findet eine Blutuntersuchung statt.

○ **Blasen- und Darmentleerung** sollten normal sein.

○ **Der Urin kann untersucht werden,** um zu prüfen, ob die Nieren richtig arbeiten und keine Infektion vorliegt.

○ **Die Kaiser- oder Dammschnittnarbe** wird überprüft, um den Heilungsprozess zu überwachen.

○ **Sie werden zum Thema Stillen beraten.**

Nach sechs Wochen

○ **Sie werden noch einmal komplett untersucht (s. o.).** Die Blutungen sollten aufgehört haben und die Rückbildung der Gebärmutter abgeschlossen sein.

○ **Fragen zum physischen und emotionalem Wohlbefinden** sollen klären, ob sich eine postnatale Depression ankündigt oder bereits vorliegt (siehe S. 85).

○ **Falls Sie noch keine Röteln hatten** oder dagegen geimpft sind, wird man Ihnen jetzt zur Impfung raten.

○ **Oft wird ein Abstrich gemacht** und über Empfängnisverhütung gesprochen. Wenn sie sich für eine Spirale entscheiden, wird sie jetzt eingesetzt.

○ **Die Kontrolle nach 6–8 Wochen ist vorerst Ihre letzte regelmäßige Untersuchung** beim Frauenarzt, sofern keine Komplikationen aufgetreten sind.

○ _____

○ _____

Wochenbettbetreuung

In Deutschland gibt es nach der Geburt ein hervorragendes Betreuungs-
system für Sie und Ihr Baby, um sicherzustellen, dass Sie gesund und
wohlauf sind. Jeder Mutter steht die Wochenbettbetreuung durch eine
Hebamme zu, die Krankenkasse übernimmt die Kosten. Sie können
damit rechnen, dass Sie Ihre Hebamme in den ersten Wochen nach der
Geburt regelmäßig sehen werden.

- ○ **Tag 1:** Die Hebamme besucht Sie nach der Rückkehr aus der Klinik oder
  noch am Tag der Geburt, wenn Sie ambulant oder zu Hause entbunden
  haben.

- ○ **Danach besucht Sie die Hebamme** über einen Zeitraum von 10 Tagen
  nach Bedarf, also auch täglich. Sie ist bis zu 8 Wochen nach der Geburt für
  Sie da, wenn Sie Hilfe und Unterstützung brauchen.

- ○ **Ihr Baby wird regelmäßig gewogen, um zu sehen, ob es sein Geburtsgewicht wieder erlangt hat,** und der Nabel wird untersucht.

- ○ **Nach den ersten 10 Tagen wird Ihre Hebamme Sie je nach Bedarf
  besuchen,** Wachstum und Entwicklung Ihres Babys untersuchen und Sie
  beim Stillen und der Babypflege unterstützen.

- ○ **Nach Abschluss der Wochenbettbetreuung können Sie in einer Hebammenpraxis, Geburtsklinik oder einem Mutter-Kind-Zentrum** ein breites Angebot
  an Aktivitäten und Beratungen wahrnehmen: Stillgruppen, Beckenboden-
  training, Rückbildungsgymnastik, Babyturnen etc.

- ○ _____

- ○ _____

- ○ _____

- ○ _____

Postnatale Depression (PND)

10–15 % der Frauen leiden nach der Geburt an einer postnatalen Depression. Die Symptome variieren von Frau zu Frau. Es ist normal, zumindest einige davon nach der Geburt bei sich zu bemerken. Wichtig ist, dass Sie auf die folgenden Symptome achten. Seien Sie ehrlich zu sich selbst und sprechen Sie mit Arzt oder Hebamme, wenn Sie sich Sorgen machen:

- ○ **Lethargie**
- ○ **Weinerlichkeit**
- ○ **Ängste/Panikattacken**
- ○ **Schuld- und Schamgefühle wegen der Unfähigkeit, Freude zu empfinden**
- ○ **Reizbarkeit**
- ○ **Verwirrung**
- ○ **Schlafstörungen und große Erschöpfung**
- ○ **Entschlusslosigkeit**
- ○ **Verlust des Selbstwertgefühls**
- ○ **Mangelndes Vertrauen zu den Fähigkeiten als Mutter**
- ○ **Verlust der Libido**
- ○ **Appetitmangel**
- ○ **Konzentrationsschwierigkeiten**
- ○ **Feindseligkeit oder Gleichgültigkeit gegenüber nahestehenden Menschen**
- ○ **Angst, sich selbst oder das Baby zu verletzen**
- ○ **Hilflosigkeit**
- ○ _____

Lassen Sie sich helfen

Eine postnatale Depression ist keine Schande. Nehmen Sie sich Zeit für sich selbst und akzeptieren Sie Hilfe oder Unterstützung bei der Betreuung des Babys.

Genug Schlaf bekommen

Nach den Schlafproblemen der letzten Schwangerschaftswochen und der anstrengenden Entbindung lässt Ihr Baby Sie vermutlich auch jetzt nicht zur Ruhe kommen. Doch Schlaf und Auszeiten sind unerlässlich für frisch gebackene Mütter (und Väter). Aber es gibt Möglichkeiten, wie Sie auch das hinbekommen:

○ **Schlafen Sie, wenn Ihr Baby schläft.** Falls es eine »Nachteule« ist und Sie jede Nacht auf den Beinen hält, passen Sie sich an, bis Sie sich kräftig genug fühlen, um seinen Rhythmus umzustellen.

○ **Vergessen Sie die Hausarbeit und andere Aktivitäten.** Es ist wichtiger, auszuruhen, wenn Sie können.

○ **Keine Schuldgefühle, wenn Sie die Auszeit vor dem Fernseher verbringen,** die Füße hoch, während Sie das Baby stillen, oder gemeinsam ein Nickerchen machen.

○ **Keine Panik. Ändern Sie Ihre Einstellung und geben Sie die Vorstellung von** 7–8 Stunden Schlaf am Stück auf. Wenn Sie akzeptieren, dass er häppchenweise erfolgt, setzen Sie sich weniger unter Stress.

○ **Auch eine Ruhezeit von 10 Minuten** mildert die Symptome des Schlafmangels und lädt die Batterien wieder auf.

○ **Hilfe anzunehmen** fällt es Ihnen vielleicht schwer, wenn Sie sonst sehr organisiert und aktiv sind. Nutzen Sie doch die Chance, sich auszuruhen und zu schlafen.

○ **Besuchen Sie Ihre Eltern** oder eine Freundin, die Sie gerne verwöhnt und Ihr Baby betreut, während Sie sich ausruhen.

Schlafmangel überleben

Laut einer britischen Studie bekommen frisch gebackene Mütter nachts im Schnitt vier Stunden Schlaf und manchmal weniger, wenn sie stillen. Es ist also nicht überraschend, dass Sie müde sind. Das Wichtigste ist, dass Sie keine Panik bekommen. Schauen Sie nicht auf die Uhr, um sich daran zu erinnern. Passen Sie sich dem Rhythmus Ihres Babys an. Sobald sich ein gesunder Schlafzyklus entwickelt hat, können Sie den Schlaf nachholen.

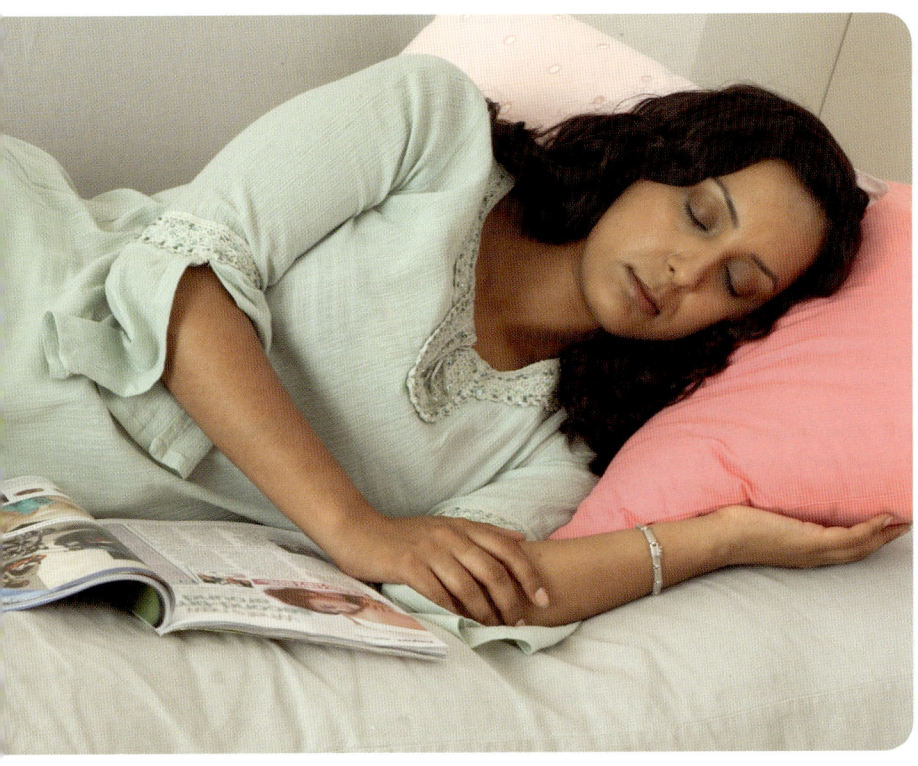

○ **Nachteule und Lerche:** Ist Ihr Partner Frühaufsteher, übergeben Sie ihm das Baby nach dem Stillen und schlafen noch eine Runde. Wenn es Ihnen nichts ausmacht, übernehmen Sie die »Spätschicht«, sodass Ihr Partner zeitig zu Bett gehen kann.

○ **Planen Sie den Tag.** Wenn sich erst einmal Routine entwickelt hat, wissen Sie, wann Sie schlafen können und wann Sie Zeit für sich haben.

○ **Verwöhnen Sie sich:** Baden Sie lange mit ätherischen Ölen (siehe S. 37) und nehmen Sie ein Buch mit ins Bett, während jemand auf Ihr Baby aufpasst. Sie lesen vielleicht nur 1 oder 2 Seiten, aber diese Zeit für sich hilft Ihnen, zu entspannen und fördert so einen erholsamen Schlaf.

○ _____

○ _____

Gesunde Snacks für Mütter

Das Stillen und die körperliche Erholung von Wehen und Geburt können dazu führen, dass Sie ständig müde und hungrig sind. Daher ist es wichtig, dass Sie Ihr Energiedepot über den Tag mit gesunden Snacks auffüllen. Denken Sie daran, dass Sie, wenn Sie stillen einen höheren Kaloriebedarf haben und auch mehr trinken müssen als sonst. Folgende Vorschläge sorgen für eine schnelle Erholung und eine bessere Stimmung.

○ **Alle Snacks, die in der Schwangerschaft empfohlen wurden** (siehe S. 20), sind auch jetzt ideal. Es ist ratsam, Kühl- und Gefrierschrank schon vor der Geburt aufzufüllen.

○ **Achten Sie darauf, dass Sie täglich Omega-3-Fettsäuren,** enthalten in Fisch, Nüssen und Samen, zu sich nehmen. Sie fördern laut Studien die Hirnfunktion und halten postnatale Depressionen in Schach.

○ **Nehmen Sie viel an hochwertigem Protein zu sich.** Es fördert die Produktion des Neurotransmitters Serotonin, der beruhigend wirkt. Mageres Fleisch oder Rührei oder Bohnen mit Toast sind ideal als Snack.

○ **Trinken Sie viel zu den Snacks.** Kräutertee kann zur Erfrischung mit Honig und Zitrone getrunken werden, am besten ist immer noch Wasser. Müdigkeit und Unruhe können Symptome einer beginnenden Dehydrierung sein.

○ **Dunkle Schokolade** verleiht Energie ohne den Blutzucker in die Höhe zu treiben, enthält Eisen und sorgt vermutlich für eine vermehrte Serotonin-Ausschüttung im Gehirn.

○ **Wenn Sie kochen, schneiden Sie immer etwas Sellerie, Karotten, Paprika und Brokkoli auf.** Im Kühlschrank in einem Behältnis mit Wasser aufbewahrt, sind sie gesund und schmecken gut mit Dips.

○ **Pürieren Sie Obst und Joghurt im Mixer für Smoothies.**

○ **Meiden Sie Zucker und raffinierte Produkte** wie Chips, süße Kekse und Kuchen. Sie mögen Sie kurzzeitig zufriedenstellen, aber senken den Blutzuckerspiegel schnell, sodass Sie sich abgeschlagen und reizbar fühlen.

○ _____

○ _____

Schnelle Mahlzeiten für die Familie

Die Zeit ist jetzt, mit einem Baby, kostbar. Daher sollten Sie einfache, schnelle und gesunde Gerichte zubereiten, die mehrere Tage reichen oder sich einfrieren lassen. Versuchen Sie doch mal:

○ **Eine herzhafte Gemüsesuppe** aus Hühner- oder Gemüsebrühe mit Wurzelgemüse und Kräutern ist mit Brot und Käse eine köstliche, vollwertige Mahlzeit.

○ **Pfannkuchen** mit Schinken, Käse, Koriander und Frühlingszwiebeln gefüllt. Käse in der Pfanne oder unter dem Grill schmelzen lassen. Servieren Sie ihn zur Suppe.

○ **Suchen Sie Ihre Auflaufform heraus.** Füllen Sie diese mit Geflügel- oder Schweinefleisch, viel Wurzelgemüse, Wein und Fonds und lassen Sie alles langsam garen.

○ **Bereiten Sie eine Hackfleisch-Basis für verschiedene Gerichte vor,** z. B. Soße Bolognese, Chili con carne, Moussaka und Lasagne. Frieren Sie diese portionsweise ein und tauen Sie bei Bedarf auf, um eine Soße nach Wunsch zu kochen.

○ **Braten Sie ein großes Hähnchen** und verwenden Sie das Fleisch für Sandwiches, Curry-Huhn, Suppen oder Salate.

○ **Gedünstetes Gemüse** mit frischen Kräutern oder Käse überbacken ist eine nahrhafte, schnelle Mahlzeit.

○ **Einfache Kost:** Es gibt keinen Grund, warum man Spiegelei mit Schinken nicht zu Abend essen sollte. Oder probieren Sie doch Omelett mit Käse und Gemüse.

○ _____

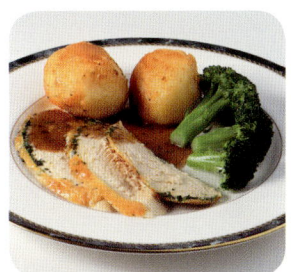
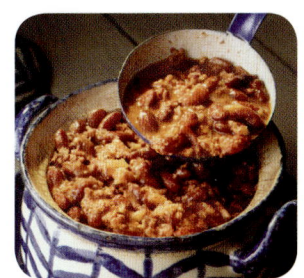
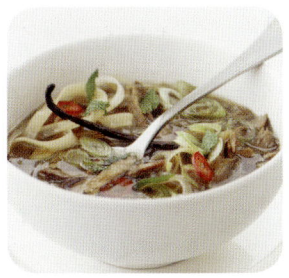

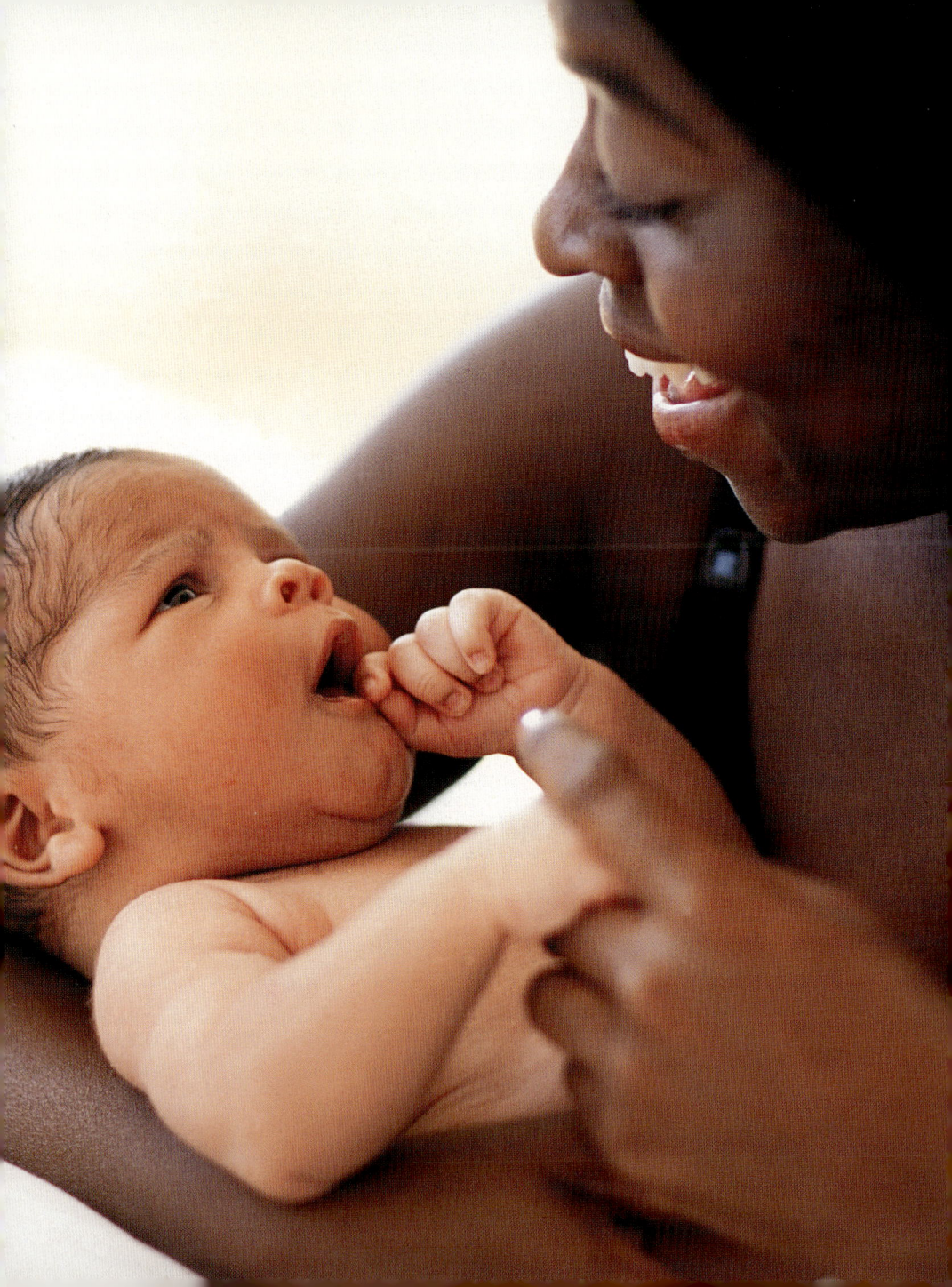

Ihr Babytagebuch

Überprüfen der Entwicklung

In den ersten Lebensjahren werden bei Ihrem Kind vom Kinderarzt regelmäßig Vorsorgeuntersuchungen durchgeführt (U1–U9). Sie können auch selbst überprüfen, ob es die Meilensteine der Entwicklung ungefähr im entsprechenden Zeitraum erreicht.

Mit 6–8 Wochen wird Ihr Baby:

- ○ **Lächeln und bewegten Gegenständen mit den Augen folgen**
- ○ **Hören und auf Geräusche reagieren**
- ○ **Annähernd feste Schlafzeiten einhalten**
- ○ **Nicht übermäßig weinen**

Mit 8–9 Monaten wird Ihr Baby:

- ○ **Ohne Hilfe sitzen und den Kopf halten**
- ○ **Eine gute Hand-Auge-Koordination entwickelt haben:** Es kann mit beiden Händen greifen.
- ○ **Zu sozialen Interaktionen fähig sein**
- ○ **Plappern und auf Sprache reagieren**

Mit 18–24 Monaten wird Ihr Baby:

- ○ **Gehen** mit normalen symmetrischen Schritten
- ○ **Eine normale Handfunktion und -koordination haben**
- ○ **Einzelne Wörter sprechen,** oder 2 Wörter zusammenfügen
- ○ **Vieles verstehen, was Sie sagen**
- ○ **Auf Dinge zeigen** (hinterfragen, seine Aufmerksamkeit auf etwas Interessantes lenken)

- ○ ....
- ○ ....

Tabelle zu Gewicht und Größe

Ihr Kind wird bei den Vorsorgeuntersuchungen vom Kinderarzt gewogen und gemessen und die Ergebnisse werden im Untersuchungsheft Ihres Babys festgehalten. Aber vielleicht möchten Sie Ihr Baby auch selbst vermessen und wiegen, um die Veränderungen in Ihrem Babytagebuch zu dokumentieren.

Datum	Alter	Gewicht	Größe

Tabelle zum Schlaf-Wach-Rhythmus

Tragen Sie den Schlaf-Wach-Rhythmus in die Tabelle ein. Das hilft Ihnen, einen Rhythmus zu erkennen, Problemzeiten zu identifizieren und feste Auszeiten einzuführen. Kopieren Sie die Tabelle vorher, um fortlaufend Buch führen zu können, wenn diese voll ist.

Tageszeit	Wachzeiten	Einschlafzeit	Einschlafmodus

Tageszeit	Wachzeiten	Einschlafzeit	Einschlafmodus

Tabelle zum Schlaf-Wach-Rhythmus

Impfplan

Notieren Sie die Impfdaten und Nebenwirkungen, die sich bei Ihrem
Baby bemerkbar machen. Die Informationen können sehr nützlich sein,
wenn Ihr Kind älter ist. Die Impfungen erfolgen zu bestimmten Zeiten
im Rahmen der Vorsorgeuntersuchungen.

Alter	Datum	Impfung
2 Monate		Sechsfachimpfung (Diphtherie, Keuchhusten, Tetanus, Hib, Kinderlähmung, Hepatitis B) + Pneumokokken
3 Monate		Sechsfachimpfung + Pneumokokken
4 Monate		Sechsfachimpfung + Pneumokokken
11–14 Monate		Sechsfachimpfung + Pneumokokken + MMR (Masern, Mumps, Röteln) + Windpocken + Meningokokken
15–23 Monate		MMR + Windpocken

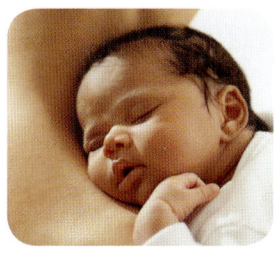

Natürliche Reaktionen

Es kann zu Impfreaktionen kommen, die bis zu zwei Tagen anhalten können, wie leicht erhöhte Temperatur, Reizbarkeit, Schläfrigkeit, Entzündung und Schwellung der Einstichstelle. Suchen Sie den Arzt auf, wenn die Symptome länger andauern.

	Impfstoff/ Seriennummer	Nebenwirkungen

Geschenke und Danksagungen

Die ersten Monate im Leben Ihres Babys vergehen wie im Flug und man vergisst später viele Einzelheiten. Notieren Sie hier die Besucher und Geschenke. Kreuzen Sie an, bei wem Sie sich schriftlich bedankt haben, um alles im Griff zu haben. Außerdem haben sie so eine Erinnerung an die Zeit nach der Geburt.

Datum	Besucher	Geschenk	Danksagung verschickt

Datum	Besucher	Geschenk	Danksagung verschickt

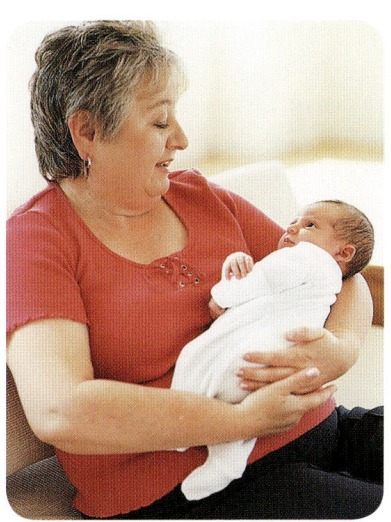

Nicht vergessen ...

Notieren Sie alle Geschenke, persönlich überreichte und per Post geschickte. Man verliert in den ersten Tagen schnell den Überblick, wenn man erschöpft und gestresst ist und noch unter dem Einfluss der Hormone steht. Wenn später Ruhe einkehrt, werden Sie es genießen, sich an die Großzügigkeit Ihrer Freunde zu erinnern.

Anmeldungen

In den ersten Wochen nach der Geburt müssen einige administrative Aufgaben erledigt werden und Sie sollten das so bald wie möglich tun. Ein eigener Reisepass für Ihr Baby bietet mehr Mobilität, wenn Sie die »Babypause nutzen« und ins Ausland reisen wollen, um Urlaub zu machen oder Verwandte zu besuchen.

Anmeldung der Geburt auf dem Standesamt

○ **Ihr Kind muss innerhalb von 7 Tagen beim zuständigen Standesamt angemeldet werden.**

○ **Mutter oder Vater können die Anmeldung durchführen.** Sind Sie nicht verheiratet, sollte der Vater die Anerkennung der Vaterschaft und die Bescheinigung zum geteilten Sorgerecht (wenn vorhanden) mitbringen.

○ **Sie brauchen die Geburtsanzeige,** die vom Krankenhaus aufgenommen wurde. Sie enthält Angaben zum Baby, z.B. den gewünschten Vornamen, und muss von den Eltern (Mutter) unterschrieben werden.

○ **Sie brauchen Ihre Geburtsurkunde** und die des Kindsvaters, sowie ggf. Ihre Heiratsurkunde.

○ **Falls Sie geschieden sind,** muss ein rechtskräftiges Scheidungsurteil vorgelegt werden.

○ **Mutter und Vater müssen Ihren Personalausweis vorlegen.**

○ **Überprüfen Sie alle Details der Anmeldung bevor Sie unterschreiben.** Änderungen sind später nur noch schwer möglich.

○ **Sie erhalten folgende gebührenfreie Dokumente ausgehändigt:** Bescheinigung für die Krankenkasse (Mutterschaftshilfe), Bescheinigung für die Beantragung von Erziehungsgeld, Bescheinigung für die Beantragung von Kindergeld.

○ _____

○ _____

○ _____

Kinderreisepass

○ **Denken Sie daran:** Für jede Reise ins Ausland und auch für jeden innerdeutschen Flug mit Ihrem Baby brauchen Sie einen Reispass.

○ **Sie brauchen:** die Geburtsurkunde Ihres Babys, Ihren eigenen Identitätsnachweis, 1 aktuelles Lichtbild und die schriftliche Zustimmung des nicht anwesenden Sorgeberechtigten.

○ **Ihr Baby muss bei der Antragstellung persönlich anwesend sein.**

○ **Das Lichtbild sollte biometriefähig sein und daher von einem professionellen Fotografen aufgenommen werden.**

○ **Der Pass wird für 6 Jahre ausgestellt** und kann verlängert werden. Die Gültigkeitsdauer ist auf das 12. Lebensjahr beschränkt.

Krankenversicherung Ihres Babys

○ **Es gibt unterschiedliche Regelungen,** je nachdem, ob die Eltern gesetzlich oder privat krankenversichert sind. Erkundigen Sie sich rechtzeitig bei Ihrer Krankenkasse.

○ _____

○ _____

○ _____

○ _____

Sicher verwahren

Besorgen Sie sich eine Faltmappe oder ein Ordnersystem, um die wichtigen Dokumente Ihres Babys an einem Ort aufzubewahren. Sie können sie auch einscannen und die Kopien im Computer speichern, für den Fall, dass sie verloren gehen oder gestohlen werden sollten.

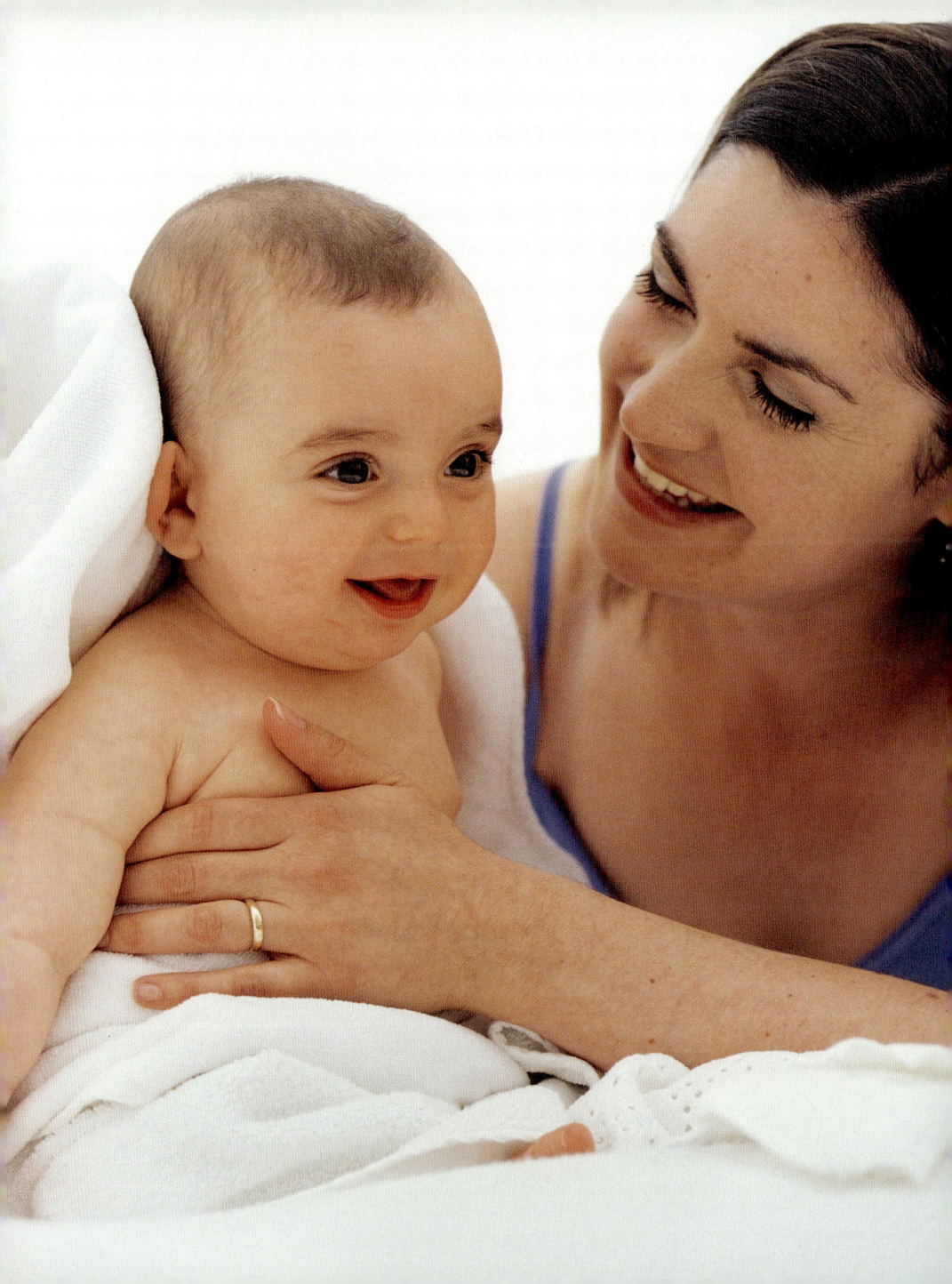

Grundlagen der Babypflege

Ihr Baby baden

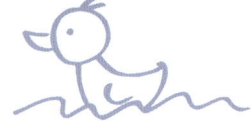

Auch wenn man es sich einfach vorstellt, es kann eine echte Herausforderung sein, ein zappelndes, glitschiges Baby zu baden. Doch wenn Sie das Bad zur festen Routine machen, gewöhnt sich Ihr Kind daran und genießt es sogar und Sie ebenfalls. Befolgen Sie diese Ratschläge:

○ **Neugeborene** können in einer Babywanne oder im Waschbecken (Küche/Bad) gebadet werden. Das wird dem Baby vertraut vorkommen und schont den Rücken.

○ **Neugeborene müssen nicht täglich gebadet werden.** Eine »Katzenwäsche« zwischen den Bädern (siehe S. 106) reicht.

○ **Bewahren Sie Ruhe, wenn Ihr Baby zappelt.** Baden will geübt sein.

○ **Lassen Sie vorab Wasser einlaufen.** Mithilfe der Mischbatterie gleich handwarm, damit später kein heißes Wasser aus dem Hahn auf Ihr Kind tropft.

○ **Das Wasser sollte nicht mehr als 39 °C haben.**

○ **Lassen Sie Ihr Kind keine Sekunde unbeaufsichtigt.**

○ **Legen Sie alles bereit:** Handtuch, Waschlappen, Windel, saubere Kleidung und Kosmetikartikel, aber so, dass sie nicht nass werden.

○ **Tauchen Sie zuerst die Füße Ihres Babys ein.** Stützen Sie Hals und Kopf mit Ihrer Handfläche oder dem Unterarm.

○ **Gießen Sie von Hand oder mit einem Plastikbecher** immer wieder Wasser über den Körper, damit er warm bleibt.

○ **Säubern Sie mit einem dünnen Waschlappen** Hals, Gesicht, Bereich hinter den Ohren, Genitalien und Zwischenräume von Fingern und Zehen.

○ **Drehen Sie Ihr Baby in der Armbeuge behutsam zu sich,** um Gesäß und Rücken zu waschen.

Gemeinsames Bad

Sie können Ihr Baby unbedenklich in die Wanne oder Dusche mitnehmen. Die meisten Babys lieben das! Das Wasser sollte nicht zu heiß sein und keine Badezusätze enthalten, die Hautreizungen hervorrufen oder in den Augen brennen. Am besten wäre es, wenn Sie einen Helfer haben, der das Baby heraushebt, abtrocknet und anzieht.

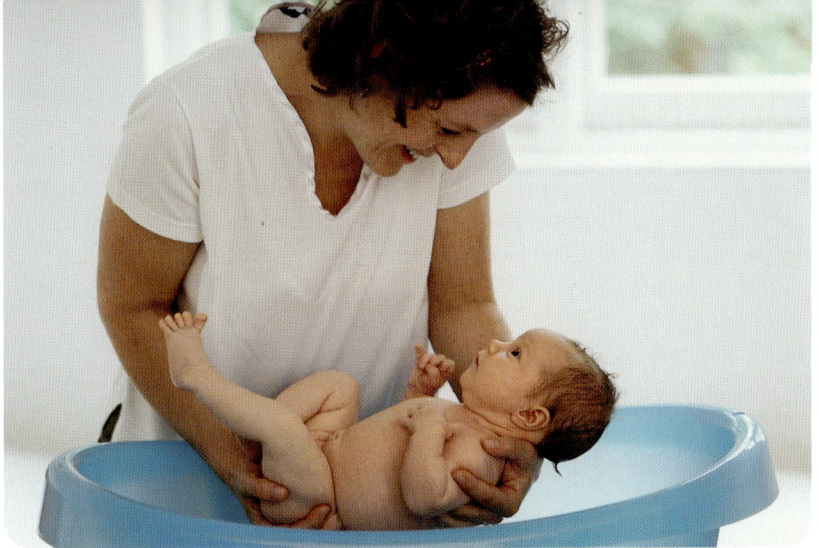

○ **Waschen Sie Kopf oder Haare** mit dem Waschlappen.

○ **Säubern Sie auch Augen und Gesicht mit einem Waschlappen.** Klebende oder harte Absonderungen nicht abkratzen, sondern vorsichtig betupfen, bis sie sich lösen.

○ **Den Bereich um den Nabel am besten nur vorsichtig (wenn überhaupt) betupfen.**

○ **Nochmals abspülen, dann heben Sie Ihr Baby aus der Wanne:** Eine Hand stützt Nacken und Kopf, die andere das Gesäß. Daumen und Zeigefinger halten dabei einen Oberschenkel, nasse Babys sind glitschig.

○ **Legen Sie es auf das Badetuch mit Kapuze** und tupfen Sie es schnell trocken. Bei trockener Haut Babylotion oder Öl auftragen, doch die meisten brauchen nichts zusätzlich.

○ **Ziehen Sie möglichst schnell die Windel an,** nachdem die Falten an Genitalien und Beinen gut abgetrocknet sind. Achtung: Viele Babys lassen Wasser, noch bevor die Windel befestigt ist.

○ **Kuscheln Sie mit ihm in einem trockenen Handtuch,** um eine schöne und wertvolle Erinnerung an das Bad zu haben.

○ **Ziehen Sie es an,** wickeln Sie es in eine warme Decke und genießen Sie seinen frischen Duft.

○ _____

Waschen

Die »Katzenwäsche« eignet sich gut, um das Baby zwischen den Bädern sauber zu halten und sie ist auch weniger traumatisierend für wasserscheue Babys. Tägliches Waschen von Kopf bis Fuß ist unerlässlich, weil sich gerade kleine Babys während und nach dem Essen dreckig machen. Das gilt v. a. für die Hautfalten am Hals und den Bereich hinter den Ohren. Und so geht es:

- **Legen Sie die Utensilien bereit:** Waschlappen, warmes trockenes Handtuch, frische Windel und saubere Kleidung.
- **Füllen Sie eine Schale mit warmem Wasser und bringen Sie dieses zum Wickeltisch.**
- **Ziehen Sie das Baby aus und legen Sie es** auf einem sauberen trockenen Handtuch auf den Rücken.
- **Säubern Sie mit einem angefeuchteten Waschlappen Gesicht,** den Bereich hinter den Ohren und die Hautfalten am Hals. Für die Augen verwenden Sie feuchte Einmaltücher.
- **Säubern Sie mit dem Waschlappen Achselhöhlen, Bauch, Genitalbereich, Beine und Zehen nebst Zwischenräumen.**
- **Säubern Sie behutsam den Nabel.**
- **Drehen Sie Ihr Baby auf den Bauch.** Stützen Sie dabei den Kopf. Waschen Sie Rücken, Rückseite der Beine und Po.
- **Drehen Sie es wieder auf den Rücken** und tupfen Sie es behutsam mit dem Handtuch trocken.
- **Trocknen Sie nochmals den Genitalbereich ab** und legen Sie sofort die Windel an.
- **Ziehen Sie Ihr Baby an und wickeln Sie es warm ein,** bevor Sie mit ihm schmusen.

Ihr Baby wickeln und umziehen

Viele haben im Kinderzimmer einen Wickeltisch mit Windeln, Reinigungstüchern, einer Schüssel (für warmes Wasser), Cremes, Müll- oder Windeleimer mit Deckel zum Entsorgen. Eine andere Möglichkeit ist es, eine Ministation zum Wickeln, Füttern und Spielen an anderer Stelle einzurichten, wo Sie auch eine Garnitur Kleidung zum Wechseln bereitlegen.

○ **Wechseln Sie die Windeln auf einer festen Oberfläche** und lassen Sie Ihr Kind keine Sekunde aus den Augen.

○ **Ziehen Sie Ihrem Kind anfangs Kleidung an,** die sich problemlos und stressfrei an- und ausziehen lässt.

○ **Manche Babys hassen die Wickelprozedur.** Beschwichtigen Sie es mit beruhigenden Lauten, Lächeln oder einem Lied.

○ **Hängen Sie ein Mobile** oder Spielzeug zum Ablenken über den Wickelbereich.

○ **Warmes Wasser ist oft angenehmer als ein kaltes Reinigungstuch.** Legen Sie vor dem Wickeln alles zurecht.

○ **Oder wärmen Sie die verschlossene Packung Reinigungstücher** auf der Heizung an, damit sie nicht zu kalt sind.

○ **Entfernen Sie die Windel** und legen Sie sie beiseite.

○ **Säubern Sie mit warmem Wasser und Waschlappen oder Reinigungstüchern** den Genitalbereich.

○ **Bei einem wunden Po tragen Sie Windel- oder Wundcreme auf** und legen Sie die saubere Windel an.

○ **Prüfen Sie, ob Body/Hemdchen und Kleidung sauber und trocken geblieben sind, bevor sie es wieder anziehen.** Es geht oft etwas daneben.

○ **Entsorgen Sie die schmutzige oder nasse Windel.** Stoffwindel in Wasser mit ein wenig Waschmittel einweichen

○ **Kippen Sie das benutzte Wasser weg.** Die Schmutzwäsche sollten Sie in einem Wäschekorb für Ihr Baby aufbewahren.

○ ───────────────────────────────

○ ───────────────────────────────

Ihre Wickeltasche

Die Wickeltasche sollte stets voll ausgerüstet und griffbereit sein. Es dauert lange genug, bis Ihr Baby ausgehfertig ist, ohne die benötigten Utensilien zusammensuchen zu müssen. Füllen Sie die Tasche gleich nach der Rückkehr auf. Keine Wickeltasche ist wie die andere, aber um sicherzugehen, sollte sie Folgendes enthalten:

○ **5–6 frische Windeln;** vergessen Sie bei Stoffwindeln die Plastikhöschen und Einlagen nicht.

○ **2 Plastikbeutel** für schmutzige bzw. nasse Kleidung und Windeln

○ **Feuchttücher**

○ **Waschlappen** für eine Notfall-Katzenwäsche

○ **Windel- oder Wundcreme**

○ **1–2 Garnituren Wechselkleidung**

○ **1–2 Behältnisse mit Milchpulver** bei Flaschennahrung

○ **1–2 sterilisierte Babyflaschen mit Verschluss** bei Flaschennahrung

○ **1–2 Mulltücher**

○ **1–2 Ersatzschnuller** in einem sauberen Plastikbeutel

○ **Ersatzjacke oder Mantel und Mütze**

○ **Tempotaschentücher**

○ **Decke** zum Wärmen oder Stillen

○ **Spielzeug zum Ablenken**

○ **1 sauberes T-Shirt für Sie** für den Notfall

○ **Stilleinlagen**

○ **1 Flasche Wasser und Snacks für Sie**

○ _____

○ _____

○ _____

Routine schaffen

Die Entscheidung, ob Sie einen geregelten Tagesablauf anstreben oder den Tag nach Bedarf gestalten wird oft diskutiert. Sie sollten sich nach Ihren Lebensumständen, Ihrer Einstellung und den Bedürfnissen Ihres Babys richten. Sie können auch beides kombinieren. Folgendes sollten Sie dabei beachten:

○ **Vergessen Sie in den ersten Wochen jede Regelmäßigkeit.** Sie brauchen Zeit, um eine Bindung zu entwickeln und sich kennenzulernen. Irgendwann stellt sich der Rhythmus Ihres Babys von alleine ein.

○ **Babys reagieren gut auf einen festen Tagesablauf.** Sie lernen nach und nach, was sie wann erwartet.

○ **Ein fester Tagesablauf** strukturiert die Zeit Ihres Babys.

○ **Der Zeitplan sollte als Orientierungshilfe dienen, ohne Zwang.** Babys sind nicht »programmierbar« und auch bei Ihnen können Termine oder Aktivitäten verhindern, dass Sie die Schlafens- oder Badezeiten einhalten.

○ **Fangen Sie mit einem täglichen Spaziergang um die gleiche Zeit an,** legen Sie dann die Zeiten zum Spielen, Lesen, Singen und Baden fest.

○ **Mahlzeiten nach Plan** erleichtern die Kontrolle über die Nahrungsmenge und gewährleisten, dass es zur Fütterungszeit hungrig ist. Stillen Sie aber nach Bedarf, um den Milchfluss zu gewährleisten, besonders in den ersten Tagen.

○ **Sie können nach Bedarf füttern** und zugleich auf einen festen Rhythmus hinarbeiten: Füttern oder stillen Sie, wenn Sie morgens eine Ruhepause einlegen oder bevor Ihr Baby Mittagsschlaf macht.

○ **Sie können auch zu anderen Zeiten füttern.** Stillen Sie zu den Zeiten, die für Sie am besten geeignet sind. Ihr Kind wird dann mehr zu sich nehmen und feste Gewohnheiten entwickeln.

○ **Feste Schlafzeiten** mit immer gleichen Einschlafritualen, die das Baby mit dem Schlaf assoziiert, helfen, wenn das Einschlafen problematisch ist.

○ **Versuchen Sie es mit baden, Geschichte vorlesen, füttern, zu Bett bringen.** Dann legen Sie es ins Bett, sagen Gute Nacht und gehen. Machen Sie es jeden Abend so und Ihr Baby wird es bald als Routine annehmen.

Urlaub und Ausflüge

Babys sind leicht zu transportieren, und viele Eltern nutzen die Babypause, um Urlaub oder Ausflüge zu machen. Schreiben Sie vor dem Packen eine Liste mit allen Baby-Utensilien, die Sie brauchen, die folgenden eingeschlossen:

○ **Wickeltasche mit üblichem Inhalt** plus faltbare Wickelunterlage und Innentasche für Geldbörse und Reisedokumente, sodass Sie nur eine Tasche brauchen

○ **Reisebett** mit gewohntem Bettzeug des Babys

○ **Vertraute Decke zum Schlafen oder Pucken** als Trost und Beruhigung in einer fremden Umgebung

○ **Nachtlicht** für nächtliches Füttern und Wickeln, ggf. Adapter

○ **Tragehilfe,** um den Transport des Babys zu erleichtern

○ **Leichter, zusammenklappbarer Kinderwagen,** der den Rücken des Babys schont und bequem ist, nebst Regenverdeck

○ **Babyschale, falls Sie mit dem Auto fahren. Für das Mietauto** am Urlaubsort können Sie dort einen Autositz leihen.

○ **Windeln:** 1 für 3 Stunden unterwegs plus einige extra für Notfälle und Verzögerungen. Den Rest können Sie gewöhnlich am Urlaubsort kaufen, aber nehmen Sie sicherheitshalber einen Vorrat für 2 Tage mit.

○ **Feuchttücher, Windel- oder Wundcreme** und andere Kosmetikartikel

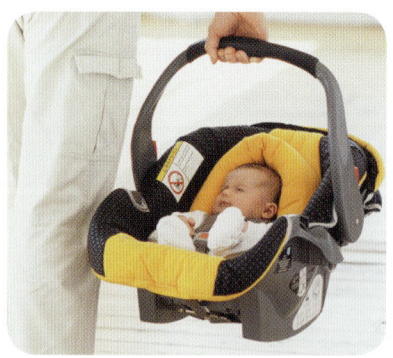
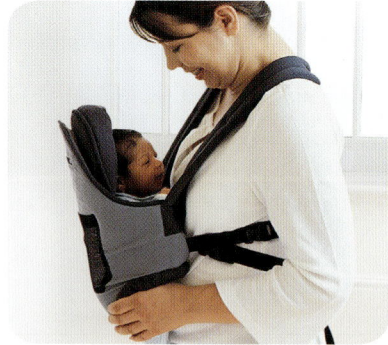

- ○ **Papiertücher**
- ○ **2–3 Schnuller**
- ○ **Kleidung:** 1 oder 2 Garnituren pro Tag, am besten aus Baumwolle zum »Schichten«, Socken und Jäckchen, je nach Temperatur
- ○ **Waschbare oder Wegwerf-Lätzchen**
- ○ **Plastiktüten für schmutzige Windeln oder Schmutzwäsche**
- ○ **Waschmittel für Babysachen,** in Notfällen
- ○ **Sonnenschutz und Sonnenhut**
- ○ **2–3 Babybadetücher mit Kapuze**
- ○ **Flaschennahrung:** Nehmen Sie die volle Milchpulvermenge mit, da Babys schlecht auf eine Umstellung reagieren, dazu Flaschen, Flaschenbürste, Sauger und Sterilisierausrüstung.
- ○ **Stillen:** Sie können auch Ihre Milchpumpe und sterilisierte Flaschen mitnehmen.
- ○ **Packen Sie ein zusätzliches T-Shirt** ins Handgepäck, für Notfälle.
- ○ **Schmerzmittel und andere Arzneien für Ihr Baby**
- ○ **1–2 Spielsachen und Bücher,** um Ihr Baby zu beschäftigen
- ○ **Kopie der Liste,** um zu prüfen, ob Sie alles wieder mitgebracht haben
- ○ **Reisepass** Ihres Babys, falls Sie fliegen oder ins Ausland reisen
- ○ **Krankenversicherungsnachweis für Ihr Baby**
- ○ _____
- ○ _____
- ○ _____
- ○ _____

Anschnallen

Mit Koffer- oder Gurtband können Sie zusätzliche Ausrüstung am Rollgepäck oder Kinderwagen befestigen.

Wenn Ihr Baby krank ist

Selbst kleine Gesundheitsprobleme (siehe 5.116–119) können junge Eltern in Panik versetzen. Wenn Sie wissen, auf welche Symptome Sie achten sollten, können Sie mit mehr Selbstvertrauen reagieren.

Symptome, auf die Sie achten sollten:

- **Fieber**
- **Ungewöhnlich lange Schlafzeiten**
- **Wimmern oder exzessives Schreien**
- **Kein Lächeln**
- **Reizbarkeit**
- **Appetitlosigkeit**

Seien Sie vorbereitet:

- **Die Notrufnummer** sollten Sie besonders auf Reisen kennen. Sie wissen nie, wann Sie diese brauchen.

- **Speichern Sie die Rufnummer Ihres Haus- oder Kinderarztes** im Telefon bzw. Handy.

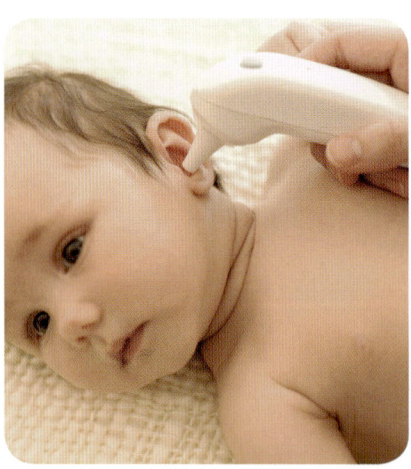
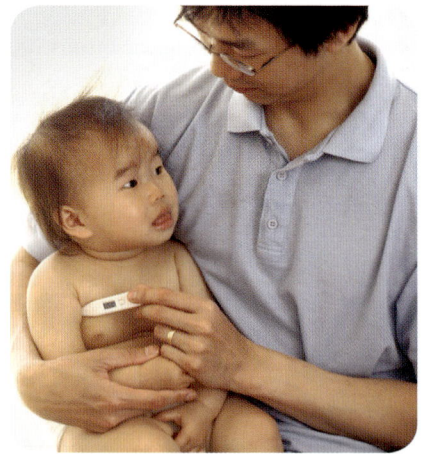

Bei Ihrem Baby Fieber messen

○ **Die Körpertemperatur variiert** im Verlauf des Tages. Bei Babys gelten 38,3 °C als leichtes Fieber.

○ **Babys unter 6 Monaten** mit Fieber sollte ein Arzt begutachten. Bei älteren entscheiden Sie, was zu tun ist.

○ **Digitale Thermometer sind** schnell, genau und preiswert.

○ **Die rektale Messung** ist genau und einfach anzuwenden.

○ **Die Messung in der Achsel ist bei einem zappelnden Baby schwieriger und dauert außerdem länger.**

○ **Die orale Messung ist bei einem Baby schwierig.**

○ **Ohr-Thermometer** sind schnell, genau und einfach anzuwenden.

Dehydrierung

○ **Eine Ursache sind Durchfall und Erbrechen.** Achten Sie auf Lethargie, eingesunkene Augen und Fontanelle, trockene Augen, Mund und Lippen, Blässe, selteneres Einnässen und dunklen Urin.

○ **Babys, die gestillt werden,** müssen häufiger angelegt werden und evtl. Elektrolytlösung erhalten.

○ **Babys, die Fertignahrung erhalten,** brauchen evtl. ein paar Tage lang zusätzlich Elektrolytlösung und Wasser.

Nicht vergessen …

○ **Ihr Kind sollte warm gehalten werden, aber nicht überhitzt sein,** z. B. durch Schichten an Kleidung und Decken.

○ **Beobachten Sie Ihr Kind,** denn sein Zustand kann sich rasch ändern.

○ **Im Zweifelsfall verständigen Sie den Arzt** (siehe S. 114).

○ _____

○ _____

○ _____

Wann Sie einen Arzt brauchen

Sie sollten wissen, wann es unabhängig vom Alter des Babys und Ihrer Erfahrung angeraten ist, den Kinderarzt oder in besonders dringenden Fällen den Notarzt zu verständigen.

Rufen Sie bei folgenden Symptomen immer den Kinderarzt an:

- **Steifer Nacken**
- **Anhaltendes Erbrechen**
- **Erbrechen oder Durchfall:** über 6 Stunden bei Neugeborenen, und über 24 Stunden bei Kindern über 3 Monaten
- **Hautausschlag,** plötzlich auftretend
- **Fieber bei Kindern unter 6 Monaten;** bei älteren sollten Sie entscheiden und auf Symptome wie Apathie und Appetitlosigkeit achten.
- **Temperatur über 39 °C**
- **Weicher, empfindlicher, wunder Nabel oder Penis**
- **Anzeichen von Dehydrierung** (siehe S. 113)
- **Keine Darmtätigkeit**
- **Erkältung,** die die Nahrungsaufnahme erschwert, mit gelber oder grüner Schleimabsonderung
- **Anhaltender/krampfartiger Husten** mit Schleimabsonderung
- **An den Ohren ziehen oder zupfen,** beim Füttern weinen
- **Absonderung aus den Augen**

Rufen Sie den Notarzt, wenn Ihr Kind:

- **Matt, lethargisch und nicht ansprechbar ist**
- **Nicht aufwacht**
- **Atemprobleme hat**
- **Krampfanfälle hat**

Den Haushalt kindersicher machen

Bevor Sie sich versehen, rollt und robbt Ihr Kind und seine Verletzungs-
gefahr wächst, selbst kleine Babys können sich in einer nicht kindersi-
cheren Umgebung verletzen. Beugen Sie Unfällen vor, indem Sie Ihren
Haushalt beizeiten möglichst kindersicher machen. Am besten beginnen
Sie damit schon vor der Geburt.

- **Das Kinderbett sollte eine neue, passende Matratze haben** und beide
  sollten den Europäischen Sicherheitsnormen entsprechen.

- **Schrauben sollten festgezogen und versenkt sein,** damit das Bett nicht
  zusammenbricht oder Ihr Kind sich verletzt.

- **Schnüre/Kabel** sollten aus der Nähe des Betts oder Babysitzes, Wickel-
  oder Spielbereichs entfernt werden.

- **Verzichten Sie auf Kissen, dicke Bett- oder Heizdecken im Babybett.**

- **Lampen und Elektrogeräte sollten mindestens 1 Meter vom Bett entfernt
  sein.**

- **Entfernen Sie das Mobile über dem Bett, sobald Ihr Kind es ergreifen
  kann.**

- **Schrauben Sie ein Brett an die offene Kante des Wickeltischs,** damit Ihr
  Baby nicht herunterfallen kann.

- **Legen Sie Teppich oder Läufer unter den Wickeltisch, um den Aufprall
  abzupolstern.**

- **Bewahren Sie Münzen, scharfe Gegenstände und alles, was ein Risiko
  darstellt,** außer Reichweite auf.

- **Räumen Sie Medikamente, Hygiene- und Kosmetikartikel, Alkohol und
  Waschmittel** in einen verschließbaren Schrank.

- **Stellen Sie Topfpflanzen außer Reichweite.**

- **Bringen Sie Kindersicherungen an allen Steckdosen an.**

- **Installieren Sie ein Schutzgitter** am oberen und unteren Treppenabsatz.

- **Sichern Sie Tische und andere Möbel** mit einem Eckenschutz.

- **Bücherregale und Kommoden sollten gut befestigt sein.** Viele Kinder
  beginnen früh zu klettern.

Typische Krankheiten

Fast jedes Baby leidet irgendwann unter Beschwerden der einen oder anderen Art. Das ist Teil eines natürlichen Prozesses, der das Immunsystem stärkt. Es ist beunruhigend, wenn das eigene Baby krank ist. Doch wenn Sie wissen, wie Sie Abhilfe schaffen und die Genesung beschleunigen, wird es für alle Betroffenen leichter.

Fieber senken

Fieber ist ein positives Zeichen. Es signalisiert, dass das Immunsystem effektiv arbeitet und die Körpertemperatur erhöht, um Keime und Viren abzuwehren.

○ **Bieten Sie Ihrem Kind viel Flüssigkeit an** (siehe S. 113), um Dehydrierung vorzubeugen.

○ **Geben Sie Fieberzäpfchen (Paracetamol) nur, wenn Ihr Baby schon älter als 2 Monate ist.** Bei jüngeren Babys halten Sie Rücksprache mit dem Arzt.

○ **Das homöopathische Mittel Belladonna D 30** senkt Fieber. Es wird pulverisiert und auf die Zunge des Babys gelegt.

○ **Halten Sie Ihr Baby warm, aber vermeiden Sie Überhitzung,** am besten mit Baumwollkleidung oder Decken in Schichten.

○ **Prüfen Sie regelmäßig die Temperatur mit einem Thermometer** (siehe S. 113). Erfahrene Mütter können das Fieber evtl. mit dem »Handrückentest« erkennen, doch das ist nicht immer fehlerfrei.

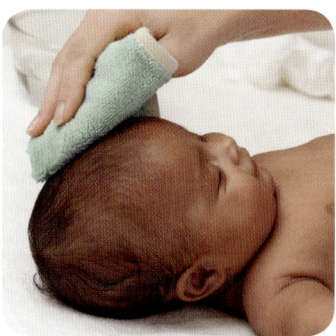

Kühlen

Waschen Sie Ihr Baby mit lauwarmem Wasser; nicht abtrocknen, sondern am Körper »verdampfen« lassen. Danach leichte Kleidung anziehen. Fühlt es sich noch heiß an, legen Sie lauwarme, feuchte Kompressen auf Stirn und Unterschenkel (Wadenwickel). Wechseln, sobald sie warm werden.

Pseudokrupp

Charakteristisch für Pseudokrupp ist ein lauter bellender und pfeifender Husten, der durch eine Entzündung der Stimmbänder hervorgerufen wird. Der Kehlkopf schwillt an und verengt die Luftröhre, die erschwerte Atmung kann Panik auslösen. Pseudokrupp tritt nach einer bakteriellen oder einer Virusinfektion und infolge einer Erkältung auf.

○ **Nehmen Sie Ihr Kind bei einem Hustenanfall auf den Arm und beruhigen Sie es, damit es keine Panik bekommt.**

○ **Erhöhtes Lagern des Kopfs** mittels Handtuch oder Kissen unter der Matratze erleichtert die Atmung.

○ **Eine Dampfinhalation** (das Badezimmer mit Wasserdampf füllen) öffnet die Atemwege und unterstützt die Atmung.

○ **Steroid-Zäpfchen, verschrieben vom Kinderarzt,** lindern Entzündung und Beschwerden.

○ **Das homöopathische Mittel Spongia D30** kann während eines Anfalls alle 20 Minuten gegeben werden, genau wie Aconit D 30. Tabletten pulverisieren und auf die Zunge legen.

○ **Rescue-Tropfen** hinter die Ohren reiben. Das beruhigt und erleichtert somit die Atmung des Babys.

○ **Bei einer bakteriellen Entzündung** werden evtl. Antibiotika verordnet.

Durchfall und Erbrechen

Die Symptome können gemeinsam oder getrennt auftreten. Zu den möglichen Ursachen gehören Refluxgastritis, Ohrentzündungen, Husten und Schnupfen (vermehrter Schleim), Fieber, Magen-Darminfekt oder eine Überfütterung.

○ **Bieten Sie regelmäßige Mahlzeiten an,** bei Flaschennahrung viel frisches, abgekochtes und abgekühltes Wasser in einer sterilisierten Flasche. Oder stellen Sie auf leicht verdauliches, laktosereduziertes Milchpulver um.

○ **Das homöopathische Mittel Arsenicum D 30** hilft bei Durchfall plus Erbrechen. Tabletten pulverisiert auf die Zunge des Babys legen.

○ **Eine Massage mit Kamillenöl** beruhigt und mildert Krämpfe und Beschwerden.

○ **Sterilisieren Sie alles gründlich,** womit Ihr Baby in Berührung kommt.

○ **Der Kinderarzt empfiehlt evtl. eine Elektrolytlösung,** um einer Dehydrierung vorzubeugen (siehe S. 113).

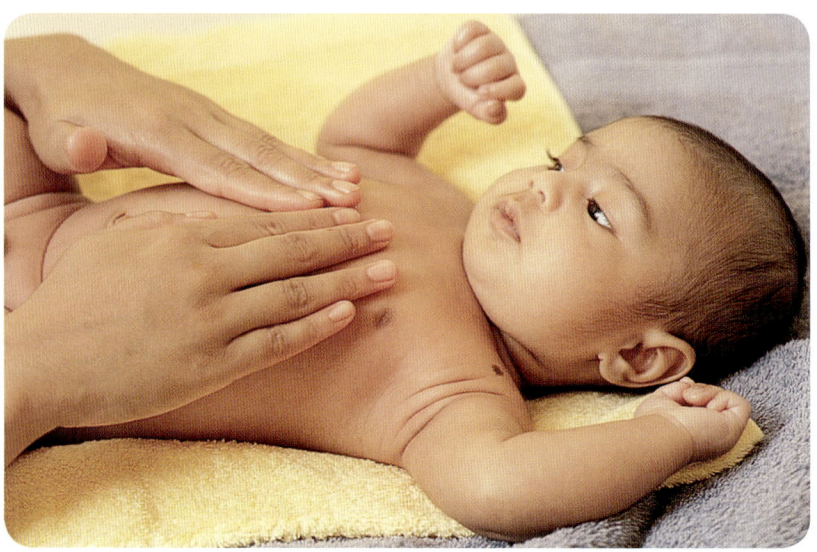

Koliken

Ein Zeichen für Koliken ist das endlose schrille Schreien Ihres Babys, meist zur gleichen Tages- oder Nachtzeit. Ihr Kind zieht krampfhaft die Beine an den Bauch und scheint unter starken Schmerzen zu leiden.

○ **Falls Sie stillen,** haben Sie evtl. etwas gegessen, was Ihr Baby nicht verträgt. Blumenkohl oder Brokkoli können z. B. Blähungen hervorrufen.

○ **Achten Sie auf Symptome, die nach dem Füttern auftreten und sprechen Sie mit dem Kinderarzt.** Vielleicht liegt eine Allergie vor, z. B. gegen Kuhmilch oder Eier, die mit der Muttermilch aufgenommen werden.

○ **Lassen Sie sich von Arzt oder Apotheker krampflösende Tropfen empfehlen.**

○ **Das homöopathische Mittel Chamomilla D 30** ist ideal, wenn sich Ihr Kind nicht beruhigen lässt.

○ **Geben Sie einen Tropfen Lavendel- oder Kamillenöl in ein warmes Bad** zur Linderung der Symptome und Beruhigung.

○ **Massieren Sie mit denselben Ölen den Bauch** vor der Abendmahlzeit, sodass Ihr Kind entspannt und ruhig ist.

○ **Verzichten Sie auf bestimmte Nahrungsmittel,** wie stark gewürzte oder blähende Nahrung (Bohnen, Kohl, Zwiebeln, etc.), Zitrusfrüchte und Zucker.

○ **Erwärmen Sie ein Dinkelkernkissen** im Ofen und legen Sie es auf Babys Bauch.

○ **Lassen Sie Luft ab!** Massieren Sie mit den angewinkelten Beinen des Babys sanft den Bauch, damit die Winde abgehen können.

Husten und Schnupfen

○ **Laufende oder verstopfte Nase und Husten** erschweren die Nahrungsaufnahme. Halten Sie Ihr Baby beim Füttern aufrecht.

○ **Das homöopathische Mittel Pulsatilla D30** ist wirksam bei gelber oder grüner Schleimabsonderung.

○ **Verwenden Sie eine Duftlampe** mit ein paar Tropfen Eukalyptus-Aroma-Öl im Kinderzimmer, um die verstopfte Nase zu befreien. Auch ein wenig davon in einer Schüssel mit Wasser auf der Heizung sind hilfreich.

○ **Reiben Sie Rescue-Tropfen** hinter die Ohren, um Ihr Baby zu beruhigen und die Atmung zu erleichtern.

○ **Füttern Sie wenig und oft,** um zusätzlichen Stress zu vermeiden.

○ **Fieberzäpfchen (Paracetamol)** lindern Beschwerden und senken das Fieber.

Milchschorf

Milchschorf ist durch eine dicke verkrustete Hautschicht auf dem Kopf gekennzeichnet und kann in schlimmen Fällen bis zum dritten Lebensjahr anhalten.

○ **Ringelblumensalbe (Calendula), in die Kopfhaut einmassiert,** lindert den Juckreiz und fördert die Heilung.

○ **Massieren Sie Lavendel- oder Zitronenöl,** mit einem leichten Trägeröl vermischt, abends in die Kopfhaut ein und waschen Sie es morgens behutsam ab.

○ **Alternativ die Kopfhaut abends mit Olivenöl massieren,** das nährend und hautberuhigend wirkt, morgens mit Shampoo entfernen. Zu viele Kopfwäschen verschlimmern die Symptome.

○ **Die Krusten sollten nicht abgezogen werden,** um Blutungen und Infektionen zu vermeiden. Gelöste Krusten entfernen Sie mit einer Babybürste.

○ **Ihr Arzt verordnet evtl.** eine Salbe, die Antibiotika und Kortikosteroide enthält, falls die Haut entzündet oder infiziert ist.

Windelausschlag lindern

Windelausschlag entsteht durch Kontakt mit Urin oder Kot: Die Haut produziert weniger Fett und bietet keine wirksame Barriere. Fast alle Babys leiden irgendwann darunter, und die Symptome sind sehr unangenehm. So können Sie Abhilfe schaffen:

○ **Wickeln Sie Ihr Baby öfter** und lassen Sie es eine Zeit lang ohne Windel.

○ **Wenn Sie Stoffwindeln verwenden,** sollten Sie für eine Weile zu Wegwerfwindeln übergehen, da sie den Urin besser aufsaugen.

○ **Wenn Sie bei Stoffwindeln bleiben,** spülen Sie diese gründlich nach, um Waschmittelrückstände zu entfernen.

○ **Verzichten Sie auf Reinigungstücher.** Waschen Sie den Po, solange er wund ist, mit Wasser und Wachlappen. Feuchttücher können den Ausschlag verstärken.

○ **Verwenden Sie ausschließlich** klares Wasser beim Windelwechsel, keine Seife oder Waschemulsionen.

○ **Zinksalbe** ist ein wirksamer Feuchtigkeitsschutz im Windelbereich und fördert die Heilung.

○ **Ringelblumensalbe,** im gesäuberten Windelbereich aufgetragen, lindert und reduziert die Entzündung.

○ **Achten Sie darauf, dass Ihr Baby genug trinkt,** um den Säuregehalt im Harn zu verringern.

○ **Heilt der Windelausschlag nicht in einer Woche ab oder kommt es zu offenen, nässenden Stellen,** sollten Sie den Arzt aufsuchen. Er verordnet u. U. eine milde Salbe oder Creme, die Kortikosteroid enthält

○ **Weist der Windelausschlag weiße Stellen auf,** könnte eine Pilzinfektion (Candida) vorliegen und eine Salbe gegen Pilze verordnet werden.

○ _____

○ _____

○ _____

Beruhigen

Wenn Ihr Baby seinen Rhythmus gefunden hat, meistens
zwischen der sechsten Woche und dem dritten Lebensmonat, verändert
sich das Weinen und sie können verschiedene Arten des Schreiens
unterscheiden und die Bedürfnisse des Babys erkennen. Manchmal hat
es Hunger oder leidet an Bauchschmerzen oder es hat Windelausschlag
oder fühlt sich einsam und möchte Zuwendung. Hier einige Tipps:

- **Halten und wiegen Sie Ihr Baby,** auch wenn es Sie frustrieren mag, dass dieses Erfolgrezept an einem Tag funktioniert und am nächsten wieder nicht.
- **Oft möchte das Baby den Kopf auf Ihre Brust legen,** damit es Ihren Herzschlag hören kann.
- **Rhythmische Klänge,** z. B. leise Musik oder sogar das Staubsaugergeräusch wirken auf manche Babys beruhigend.
- **Wenn Ihr Baby leicht durch Schaukeln einschläft, setzen Sie sich bequem in die Nähe der Wiege oder des Kinderwagens** und schieben oder schaukeln Sie Ihr Baby in den Schlaf.
- **Einige Babys mögen es, fest eingewickelt zu werden** (Pucken) bevor sie ins Bett gelegt werden. Andere fühlen sich dadurch eingeengt und ziehen eine leichte Decke vor.
- **Manche Babys saugen, um einzuschlafen oder sich zu beruhigen.** Oft hilft daher Trinken. Hat Ihr Baby keinen Hunger, kann ein Schnuller tröstlich sein.
- **Eine leichte Massage mit einem besänftigenden Öl** kann beruhigend wirken.
- **Vermeiden Sie es, in Panik zu geraten,** denn Babys haben gute Antennen und spüren den Stress, er überträgt sich auf sie.
- **Ein fester Tagesablauf** (siehe S. 109) verleiht ein Gefühl der Sicherheit. Das Baby ist tagsüber ruhiger und entspannter.
- **Wenn das Schreien nach dem Füttern,** der Umstellung auf Flaschennahrung oder ein anderes Milchpulverprodukt auftritt, sollten Sie mit Hebamme/ Kinderarzt sprechen. Ihrem Baby bekommt evtl. die Nahrung nicht.
- **Das homöopathische Mittel Chamomilla D 30** wirkt beruhigend.

Ihr Baby stimulieren

Neugeborene reagieren bereits auf Stimulation und genießen die Interaktion mit Ihnen. Laut Studien fördern Spielen, Singen und verbale Kommunikation die kognitive Entwicklung und legen das Fundament für die künftige soziale Kompetenz.

- **Bringen Sie Ihr Baby mit vielen Menschen, Geräuschen, visuellen und anderen Reizen in Kontakt.** Sinneswahrnehmungen fördern die Vernetzung der Hirnareale, besonders liebevolle, konstante und vorhersehbare Erfahrungen.

- **Reden Sie mit Ihrem Baby,** damit es mit Sprache vertraut wird. Ihre Stimme hat eine beruhigende und stimulierende Wirkung.

- **»Ausflüge«** in den eigenen 4 Wänden oder im Freien, Vögel, Schmetterlinge, schnelle Autos, sind neu für Ihr Baby und faszinieren es durch Licht, Farbe, Bewegung und Geräusche.

- **Spielen Sie ihm Musik vor.** Seine Reaktionen sind eine Orientierungshilfe für Vorlieben und Abneigungen.

- **Massieren Sie Ihr Baby.** Durch die »Macht der Berührung« wird es bekanntlich emotional und körperlich stimuliert.

- **Halten Sie die Hand Ihres Babys unter den laufenden Wasserhahn** und lassen Sie seine Finger durch lauwarmes Wasser gleiten.

- **Singen oder lesen Sie ihm Kinderreime oder Lieder vor.** So fördern Sie frühzeitig die Liebe zur Sprache und das Sprachverständnis.

- **Sobald Ihr Baby den Kopf halten kann,** helfen Sie ihm, sich auf Ihrem Schoß hochzustemmen und zu hüpfen. Damit fördern Sie die grobmotorischen Fähigkeiten.

Meilensteine

Machen Sie sich mit den Meilensteinen der Entwicklung im ersten Lebensjahr vertraut und gestalten Sie Spiele und Aktivitäten altersgerecht. Damit erleichtern Sie eine erfolgreiche Bewältigung neuer Herausforderungen.

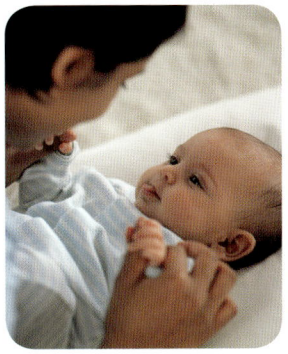 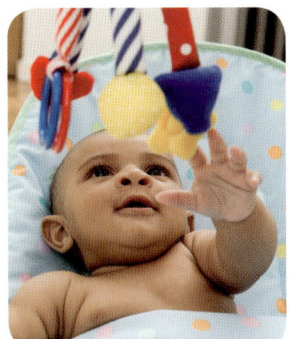 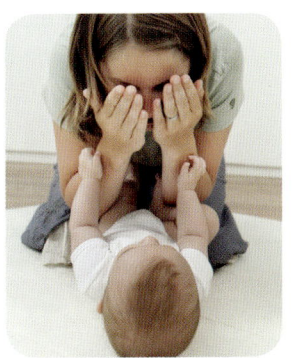

○ **Spielen Sie »Guck-Guck«,** verstecken Sie das Gesicht kurz hinter Ihren Händen, Handtuch oder Mulltuch.

○ **Kuscheln Sie mit Ihrem Baby.** Laut Studien fördern Sie damit Selbstsicherheit und Unabhängigkeit des Kindes.

○ **Spielsachen sollten die taktile Wahrnehmung fördern** und unterschiedliche physische Erfahrungen ermöglichen.

○ **Durch klirrende Schlüssel, Schütteln einer Dose mit Reis oder Klopfen an der Tür** erschließen Sie Ihrem Baby verschiedene Laute. Es wird bald den Kopf drehen, um zu sehen, was vor sich geht.

○ **Spielen ist unabdingbar** für die soziale, emotionale, physische und kognitive Entwicklung Ihres Babys.

○ **Wenn Ihr Baby beim Spielen weint,** gehen Sie zu ruhigeren Aktivitäten über, z. B. vorlesen, singen oder füttern. Manche Babys fühlen sich leicht überstimuliert.

○ **Lassen Sie einen weichen Ball an einer Schnur hin- und herpendeln,** den Ihr Baby mit Händen oder Füßen in Bewegung setzen kann.

○ _____

○ _____

○ _____

Die Bindung stärken

»Bonding« heißt die enge Bindung, die zwischen Eltern und Baby entsteht. Ein Kind, das diese Bindung spürt, entwickelt mehr Selbstsicherheit und Selbstachtung. So lässt sie sich fördern:

Bindung an die Mutter

○ **Die Berührung ist die erste Kommunikationsform Ihres Babys.** Stellen Sie viel Hautkontakt her. Neugeborene reagieren vor allem auf Geruch und Berührung der Mutter.

○ **Beim Stillen** entstehen durch den Hautkontakt ideale Voraussetzungen für die Mutter-Kind-Bindung.

○ **Bei Flaschennahrung** halten Sie das Baby nahe am Körper, um Geborgenheit zu vermitteln. Auch hier ist der Hautkontakt wichtig.

○ **Der Blickkontakt** ist ein wichtiges Kommunikationsmittel.

○ **Lächeln** und übertriebene Mimik regen Ihr Baby zur Nachahmung an.

○ **Das Kind ist durch die Schwangerschaft mit Ihrer Stimme vertraut** und fühlt sich bei ihrem Klang getröstet und Ihnen nahe.

Bindung an die Geschwister

○ **Keine Angst, wenn es nicht gleich klappt.** Die Geschwisterbindung ist sehr stark. Babys sind bereit, zu allen eine Beziehung einzugehen, die ihm liebevoll begegnen und seine Bedürfnisse erfüllen.

○ **Bereiten Sie Ihre Kinder vor,** indem Sie Ihnen erklären, dass das neue Baby viel Aufmerksamkeit braucht und es für einige Monate anstrengend sein wird.

○ **Lassen Sie das Geschwisterkind ein Geschenk für das Baby aussuchen** und machen Sie ihm ein Geschenk im Namen des Babys.

○ **Achten Sie darauf, dass sich Ihre Kinder geliebt fühlen** und in die Erfahrungen mit dem Baby eingebunden sind.

○ **Beziehen Sie Ihre Kinder in die Betreuung des Babys ein.**

○ **Lassen Sie Ihre Kinder zusammen baden** und nackt herumtollen, sie werden die intime Erfahrung genießen.

○ **Lassen Sie das Baby mit den Geschwistern kuscheln,** damit sie das Gefühl haben, dass sie alle zusammengehören.

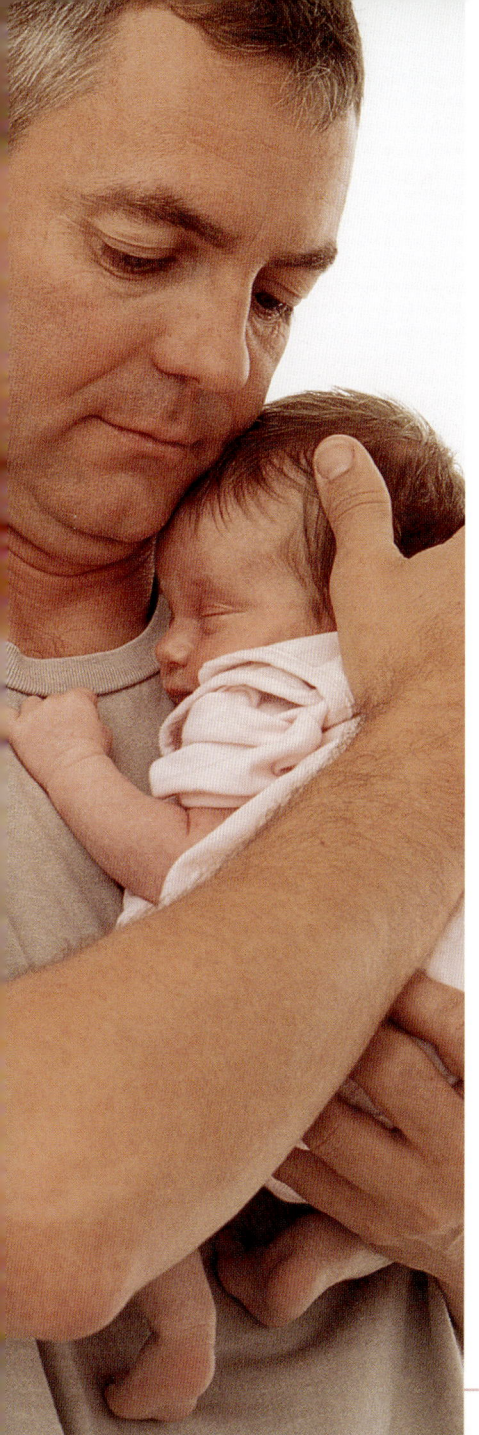

Bindung zum Vater

○ **Haben Sie Geduld. Die Beziehung entwickelt sich mit der Zeit,** weil der Vater-Kind-Kontakt vor und nach der Geburt weniger intensiv ist.

○ **Väter sollten ihre eigenen Rituale** im Umgang mit dem Baby entwickeln, die anders als die mütterlichen, aber gleichermaßen liebevoll und fürsorglich sind.

○ **Hautkontakt** kann ungeheuer effektiv sein.

○ **Väter können ihrem Kind etwas vorlesen oder vorsingen** und mit ihm baden. Auch die Nachahmung der Babylaute trägt zur Entwicklung der Vater-Kind-Bindung bei.

○ **Das Baby in einem Tuch oder Gestell vor dem Bauch zu tragen** fördert die Bindung, weil das Kind das väterliche Gesicht spürt.

○ **Wenn Ihr Baby die Flasche bekommt,** kann der Vater es jeden Tag ein Mal füttern. Wenn Sie stillen, pumpen Sie, wenn Sie möchten, die Milch für die Abendmahlzeit ab.

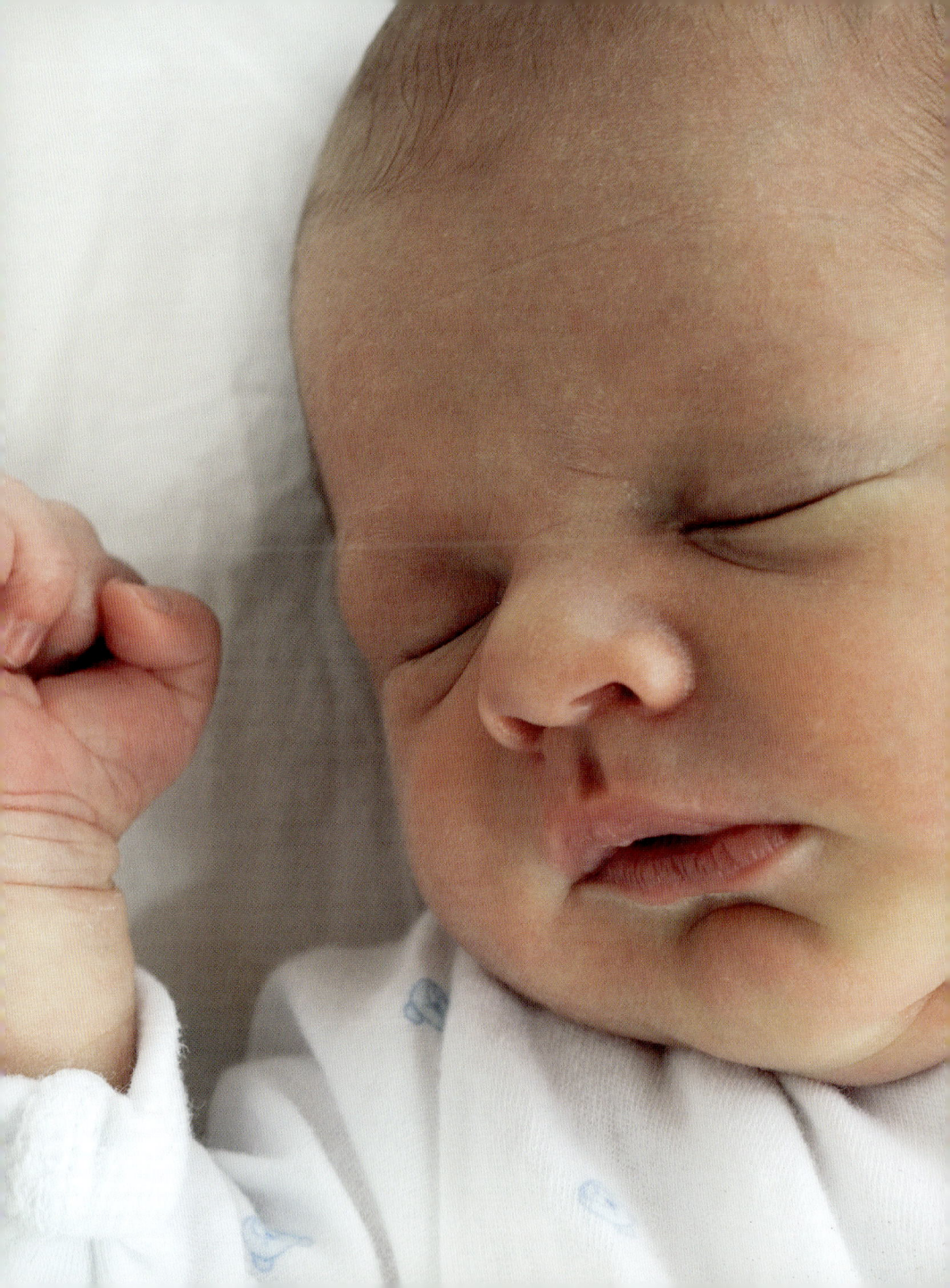

Ihr Baby: 0–3 Monate

Meilensteine der Entwicklung

Jedes Baby hat sein eigenes Tempo. Solange Ihr Baby die Meilensteine der Entwicklung ungefähr im angegebenen Zeitrahmen erreicht, besteht kein Grund zur Besorgnis. Die Fortschritte zu verfolgen macht Spaß und Sie werden frühzeitig auf potenzielle Probleme aufmerksam.

Mit drei Monaten kann Ihr Baby wahrscheinlich:

- ○ **Reflexartig greifen**
- ○ **Den Kopf heben**
- ○ **An der Brust oder Flasche saugen**
- ○ **Saugen, Schlucken und Atmen koordinieren**
- ○ **Gezielt lächeln**
- ○ **Aufhören zu weinen,** wenn es auf den Arm genommen wird
- ○ **Auf unterschiedliche Arten weinen, je nachdem, ob es müde oder hungrig ist oder Schmerzen hat**
- ○ **Laute von sich geben,** wenn man mit ihm spricht
- ○ **Die Eltern am Aussehen erkennen**
- ○ **Sich bewegende Gegenstände** oder Gesichter aus einer Entfernung von 20–25 Zentimetern verfolgen
- ○ **In die Richtung schauen, aus der Geräusche kommen**
- ○ **Arme und Beine bewegen,** um Interesse an den Aktivitäten rundum zu bekunden
- ○ **Hände und Finger zum Mund führen**
- ○ **Gewicht auf die Beine verlagern,** wenn es unterstützt steht
- ○ **Einigermaßen geregelte Schlafzeiten haben, weniger tagsüber und mehr nachts schlafen**
- ○ **Arm- und Beinmuskeln kontrollieren,** indem es nach Menschen und Spielzeug greift oder mit den Füßen stößt
- ○ _____
- ○ _____

Erste Spielsachen

Ihr Baby kann nur Dinge in nächster Nähe und bestimmten Farben erkennen. Doch Tast- und Gehörsinn sind gut ausgeprägt und es nimmt verschiedene Klänge und Texturen wahr. Ideale Spielsachen für die ersten Wochen sind:

- ○ **Buntes Mobile** über dem Kinderbett oder Korb
- ○ **Leichte Rassel,** z. B. Handgelenk- oder Fußrassel
- ○ **Weiche Spielsachen mit verschiedener Textur und Oberfläche,** die bei Berührung rascheln, klingeln oder klappern
- ○ **Weiches waschbares Kuscheltier,** das Ihrem Baby ans Herz wächst und oft auch später noch heiß geliebt wird
- ○ **Musik-Spielzeug,** das auf leichte Berührung reagiert
- ○ **Babyspiegel** am Bett
- ○ **Buch mit Kinderreimen** oder Liedern; die Wiederholung und der Klang Ihrer Stimme wirken beruhigend.

- ○ _____
- ○ _____
- ○ _____
- ○ _____

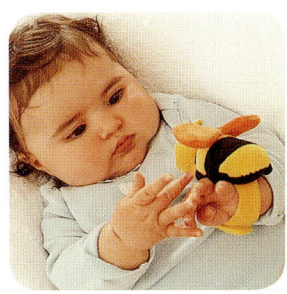
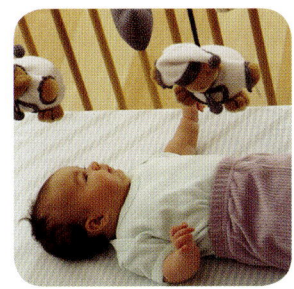
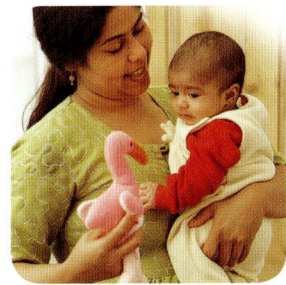

Stilltipps

Obwohl Stillen das Natürlichste der Welt ist, erfordert es zunächst ein wenig Übung. Für Ihr Baby und Sie ist es neu, also nehmen Sie sich Zeit, um die beste Position zu finden und die Erfahrung zu genießen.

○ **Probieren Sie verschiedene Stellungen aus,** halten Sie das Kind in der Armbeuge (Wiegehaltung) oder mit Arm und Hand der entgegen gesetzten Körperseite (Überkreuzgriff).

○ **Informieren Sie sich bei Hebamme oder Stillberatung über** Stillpositionen. Finden Sie heraus, welche für Sie und Ihr Baby bequem sind.

○ **Wechseln Sie regelmäßig die Position.** Jede Position übt Druck auf einen anderen Bereich der Brustwarze aus und der Wechsel beugt blockierten Milchgängen vor.

○ **Das Gesicht des Babys sollte Ihnen zugewandt sein.** Dabei soll es auf der Seite und nicht auf dem Rücken liegen.

○ **Stützen Sie die Füße auf einen Schemel oder niedrigen Tisch,** sodass Sie gestützt sind und sich nicht über das Baby beugen müssen.

○ **Wählen Sie einen bequemen Sessel oder Stuhl mit Armlehne** und stützen Sie Rücken und Arme mit Kissen.

○ **Bringen Sie das Baby immer zur Brust** statt umgekehrt.

○ **Stützen Sie die Brust beim Stillen mit der freien Hand.**

○ **Wickeln Sie Ihr Baby eng ein (Pucken)** oder halten Sie behutsam die Arme fest, um das Stillen zu vereinfachen.

○ **Wechseln Sie die Brust, an der Sie Ihr Baby zuerst anlegen,** dadurch erhält es die durststillende Vormilch und die nährstoffreichere Hintermilch. Aber achten Sie darauf, dass beide Brüste genug Milch produzieren.

○ **Versuchen Sie, sich vor dem Stillen zu entspannen.**

○ **Stellen Sie ein großes Glas Wasser oder Saft** in Reichweite, zur Hydrierung und Förderung der Milchproduktion.

○ **Legen Sie Ihr Baby richtig an.** Das ist das Geheimnis des Stillerfolgs (siehe gegenüber).

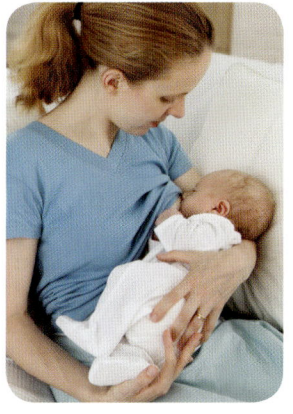 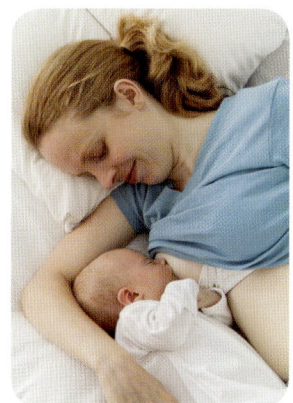 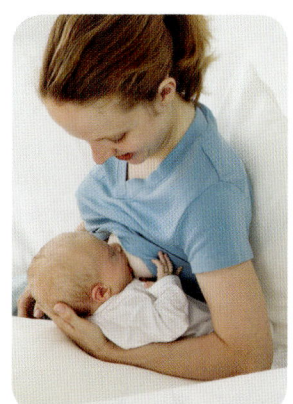

Anlegen

○ **Um Ihr Baby richtig anzulegen,** berühren Sie mit der Brustwarze Nase, Wangen und Lippen, um den »Saugreflex« auszulösen, der das Öffnen des Munds bewirkt.

○ **Der Mund des Babys muss weit geöffnet sein.** Die Zunge liegt unten und vorne, die Brustwarze am Gaumen.

○ **Ihr Baby sollte mit dem Mund die ganze Brustwarze** und einen Teil des Brustgewebes fassen. Die Unterlippe ist vorgestülpt, das Kinn berührt Ihre Brust.

○ **Wenn Ihr Baby richtig angelegt ist,** hören Sie gedämpfte Schlucklaute, kein Saugen oder Schmatzen, und sehen, wie sich der Kiefer bewegt.

○ **Nehmen Sie Ihr Baby von der Brust,** indem Sie ihm behutsam den kleinen Finger in seinen Mundwinkel schieben. Ein leises »Plopp« zeigt an, dass der Saugvorgang beendet ist.

○ _____

○ _____

○ _____

Stillprobleme

Selbst bei Müttern mit viel Erfahrung im Stillen können Probleme auftreten. Doch einige bewährte Tricks sichern den Erfolg beim Stillen.

Milchstau

○ **Prüfen Sie, ob Ihr Baby richtig angelegt ist** (siehe S. 131), damit die Brust ganz entleert wird.

○ **Wenn sich Ihr Baby beim Fassen der vollen Brust schwertut,** drücken Sie vor dem Anlegen ein wenig Milch aus. Das verschafft Erleichterung.

○ **Füttern Sie weiter von der Brust, in der sich der Milchstau befindet.** Das schafft Erleichterung.

○ **Legen Sie kalte Kohlblätter in den Still-BH.** Die Enzyme reduzieren die Schwellung und verhindern eine Milch-Überproduktion. Das hilft auch bei Brustentzündung.

Brustentzündung

○ **Symptome sind rote Streifen,** Schmerzen in der Brust und Fieber. Brustentzündung kann durch Milchstau, falsches Anlegen, wunde Brustwarzen oder blockierte Milchgänge entstehen (s. u.).

○ **Stillen Sie immer beidseitig,** doch besonders an der betroffenen Seite.

○ **Probieren Sie das homöopathische Mittel Belladonna D30.**

○ **Pumpen Sie die Milch ab,** um die Brust zu leeren und Knoten zu bewegen.

○ **Machen Sie Quarkwickel:** Geben Sie einige Löffel gekühlten Quark zwischen zwei Küchentücher und legen Sie die Auflage für 20 Minuten auf Ihre Brust. Das wirkt kühlend und lindernd.

○ **Lassen Sie sich von der Hebamme akupunktieren.** Es gibt bestimmte Punkte auf dem Körper, die in diesem Fall stimuliert werden können.

○ **Gehen Sie zum Arzt,** wenn die Symptome nicht binnen 24 Stunden abklingen.

Blockierte Milchgänge

○ **Am besten** ist regelmäßiges Stillen, damit der Milchfluss in Gang bleibt.

○ **Massieren Sie die Brust und drücken Sie von Hand Milch aus.** Sie gelangt durch die Milchkanäle in die blockierten Gänge.

○ **Legen Sie warme Kompressen auf.** Achten Sie darauf, dass der Mund des Babys die Warze immer ganz umschließt.

Wunde und aufgesprungene Brustwarzen

○ **Versuchen Sie sich beim Stillen zu entspannen.** Das erleichtert den Milchfluss.

○ **Lassen Sie sich über Stillpositionen und richtiges Anlegen beraten** (siehe S. 130–31). Falsches Anlegen ist die Hauptursache von wunden Brustwarzen.

○ **Stillen Sie zuerst** an der weniger in Mitleidenschaft gezogenen Brust.

○ **Wenn das Anlegen des Babys zu schmerzhaft ist, pumpen Sie die Milch ab bis die Wunden verheilt sind.** So verhindern Sie, dass die Milchproduktion aufhört.

○ **Nehmen Sie Ihr Baby nicht mit Gewalt von der Brust.** Das ist schmerzhaft, weil durch das Saugen ein Vakuum entsteht.

○ **Nach dem Stillen reiben Sie die Brustwarze mit der fett- und nährstoffreichen Muttermilch ein,** um die Heilung zu beschleunigen.

○ **Zwischen den Mahlzeiten** lassen Sie BH und T-Shirt eine Weile aus, damit Luft an die Brustwarzen gelangt.

○ **Meiden Sie Stilleinlagen mit Plastik-Rückseite und** wechseln Sie feuchte Einlagen unverzüglich aus.

○ **Es gibt emulgierende Cremes** für wunde Brustwarzen mit natürlichen Wirkstoffen wie Lanolin oder Kamille.

○ **Die homöopathischen Mittel** Chamomilla D30 und Pulsatilla D30 sind ebenfalls hilfreich.

Milchmangel

○ **Haben Sie Geduld.** Es kann dauern, bis sich »Angebot und Nachfrage« eingespielt haben.

○ **Legen Sie Ihr Baby häufig an,** um die Milchproduktion anzuregen. Wecken Sie es notfalls und pumpen Sie zwischen den Stillzeiten Milch ab.

○ **Entspannen Sie sich beim Stillen.** Erschöpfung oder Anspannung können den Eindruck von mangelnder Milch erwecken.

○ **Nehmen Sie sich Auszeiten** und legen Sie sich 1–2 Tage mit Ihrem Baby ins Bett, um Ihre Energie auf die Milchproduktion zu lenken.

○ **Essen Sie genug.** Sie brauchen viel Energie für die Milchproduktion und unzureichende Ernährung kann die Milchmenge beeinträchtigen.

○ **Trinken Sie tagsüber Fencheltee.**

Ernährung mit der Flasche

Einige Frauen können oder wollen nicht stillen. Es gibt gute Baby-nahrungsprodukte, die alle benötigten Nährstoffe enthalten und der Muttermilch sehr ähneln. Das sollten Sie im Hinterkopf behalten, wenn Sie die Flasche geben:

○ **Halten Sie sich an die Mengenangaben des Herstellers.** Zu viel Milchpulver oder Flüssigmilch kann zu Verstopfung oder Durst führen, bei zu wenig reichen die Nährstoffe nicht aus.

○ **Bereiten Sie die Babynahrung mit abgekochtem, abgekühltem Wasser zu.** Im Idealfall sollte es 70 °C oder mehr haben, um Bakterien im Milchpulver abzutöten.

○ **Nehmen Sie einen Sauger in altersgerechter Größe.** Probieren Sie aus, ob Ihr Baby einen schnellen oder langsamen Milchfluss bevorzugt.

○ **Wählen Sie einen Sauger mit der passenden Öffnung.** Es gibt Sauger für Tee, Milch oder Brei.

○ **Zum Füttern** sollte es eine halb aufgerichtete Position in der Ellenbeuge einnehmen und der Kopf sollte gestützt sein. Im Liegen könnte die Milch in Nase oder Ohr fließen und eine Entzündung verursachen.

○ **Damit Ihr Baby beim Saugen keine Luft schluckt,** halten Sie die Flasche schräg, sodass die Flüssigkeit den Sauger bedeckt.

○ **Ein Baby nimmt in den ersten Wochen ca. 60–120 Milliliter pro Mahlzeit** zu sich und hat ca. alle 2 Stunden Hunger.

○ **Zwingen Sie es nicht, die Flasche zu leeren.** Bieten Sie aber mehr an, wenn es nach Leeren der Flasche noch saugt.

○ **Damit sich keine Luft im Bauch sammelt,** lassen Sie Ihr Baby zwischen-durch aufstoßen.

○ **Sterilisieren Sie Flasche, Sauger, Verschlussring** und alles, was Sie zum Zubereiten und Reinigen der Babyflaschen benutzen.

○ **Verwenden Sie nur Mineralwasser mit der Auszeichnung »für Säuglings-nahrung geeignet«** für die Milchzubereitung.

○ _____

○ _____

Einschlafrituale Ihres Babys

Babys zum Einschlafen zu bringen, kann ein Kraftakt sein. Sie sind unberechenbar und oft gerade dann wach, wenn Sie dringend Schlaf brauchen. Hier einige Tipps für gestresste Eltern:

○ **Geben Sie ihm ein Trostobjekt mit ins Bett,** z. B. die Lieblingsdecke oder ein Kuscheltier.

○ **Viele Babys strampeln sich wach** (ein natürlicher Reflex), was sich durch enges Einwickeln in eine Decke (Pucken) verhindern lässt.

○ **Legen Sie eines Ihrer T-Shirts ins Bett.** Wenn ihr Baby beim Aufwachen den Geruch wahrnimmt, fühlt es sich vielleicht beruhigt.

○ **Feste Schlafzeiten fördern die Entspannung** und das Gefühl der Geborgenheit. Ihr Baby weiß, was mit dem Schlaf verbunden ist.

○ **Manche Babys haben ihre eigene innere Uhr.** Vielleicht bemerken Sie schon vor der Geburt, dass Ihr Kind nachts oft wach ist, ein sicheres Zeichen, dass Sie eine Nachteule bekommen.

○ **Lassen Sie tagsüber die Jalousien offen, wenn Ihr Baby schläft,** und legen Sie es regelmäßig hin.

○ **Wenn es beim Stillen/Füttern einschläft,** wecken Sie es behutsam und spielen oder sprechen mit ihm.

○ **Verrichten Sie die Hausarbeit tagsüber geräuschvoll,** damit Ihr Baby merkt, dass man zu dieser Zeit normalerweise wach ist.

○ **Bringen Sie Ihr Baby abends zu einer angemessenen Zeit ins Bett,** selbst wenn es nicht müde scheint. Gehen Sie hin, wenn es weint, ohne es hochzunehmen.

○ **Wenn es nachts aufwacht,** füttern, wickeln und trösten Sie es, leise, bei gedämpftem Licht.

○ **Wecken Sie es morgens zur angemessenen Zeit** und halten Sie möglichst an einem geregelten Tagesablauf fest. Ihr Baby wird bald lernen, dass der Tag unterhaltsam und die Nacht so langweilig ist, dass man genauso gut schlafen kann.

○ _____

○ _____

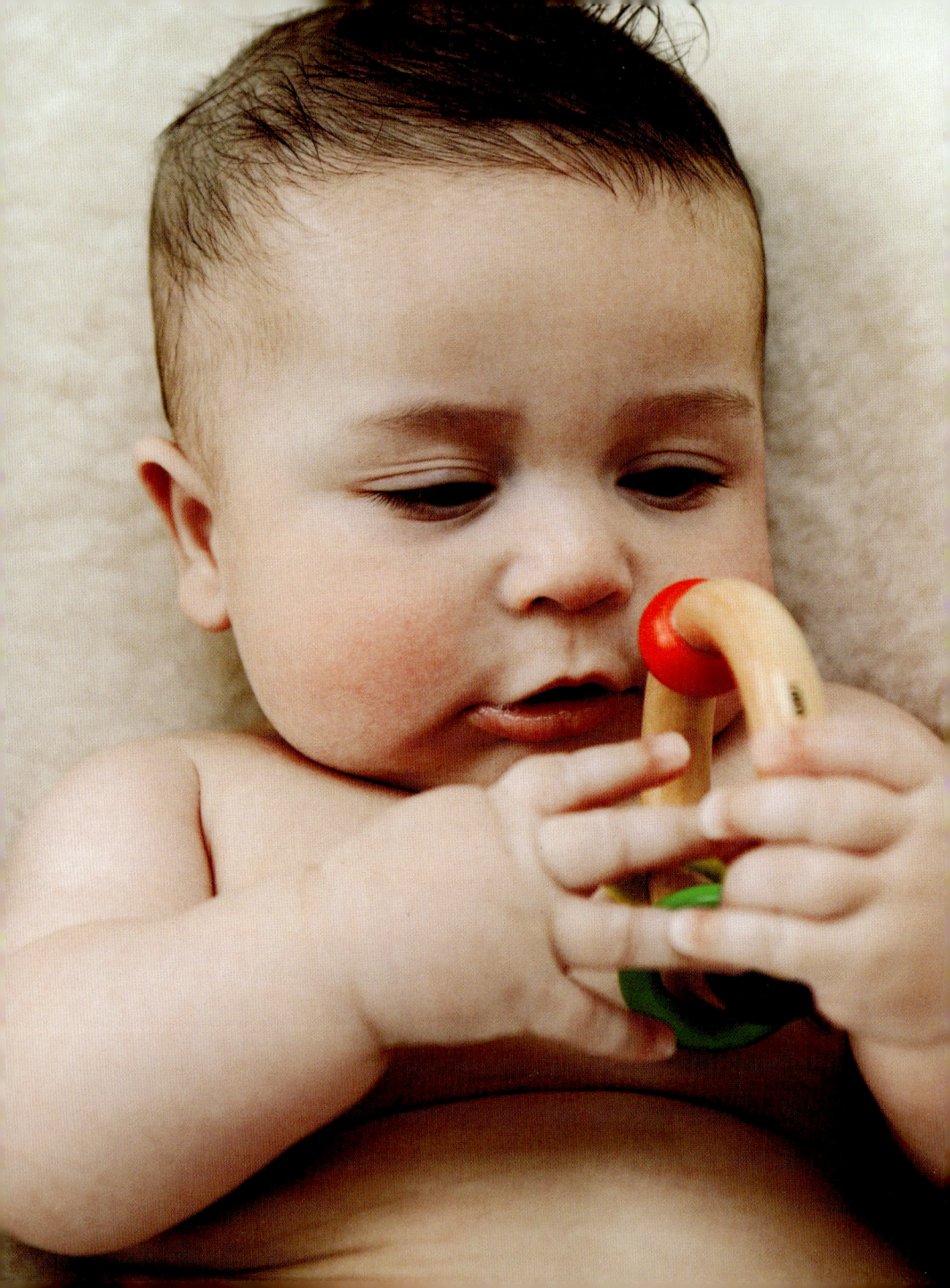

Ihr Baby: 3–6 Monate

Meilensteine der Entwicklung

Sie werden erstaunt sein, wie schnell Ihr hilfloses Baby Selbstbewusstsein und Forschergeist entwickelt. Doch jedes Kind macht in seinem eigenen Tempo Fortschritte, deshalb sollten Sie keinen Druck ausüben. Helfen und ermutigen Sie es, wenn es über seine eigene Ungeschicklichkeit frustriert ist.

Mit sechs Monaten kann Ihr Kind wahrscheinlich:

- ○ **Lächeln** und herzhaft lachen
- ○ **Objekte in 1 Meter Entfernung** fokussieren
- ○ **Bewegende Objekte mit den Augen** verfolgen
- ○ **Den Kopf allein halten** und sich umschauen
- ○ **Hände und Füße betrachten und damit spielen**
- ○ **Sich auf die Hände stützen,** wenn es auf dem Bauch liegt
- ○ **Sich umdrehen,** zuerst versehentlich, dann durch bewusste Wiederholung der Bewegung
- ○ **Nach Dingen greifen**
- ○ **Mit beiden Händen gleichzeitig spielen**
- ○ **Die meisten Gesichtsausdrücke imitieren**
- ○ **Verschiedene Laute beherrschen**
- ○ **Quietschen** und verschiedene Stimmlagen erforschen
- ○ **Aktiver werden, um Aufmerksamkeit zu wecken**
- ○ **Mit Unterstützung sitzen**
- ○ **Sich für Nahrung interessieren** und versuchen, sie in den Mund zu stecken (obwohl es noch nicht abgestillt werden sollte, siehe S. 144)
- ○ **Nach einem verlorenen Spielzeug greifen**
- ○ **Sein Eigengewicht tragen,** wenn es in eine stehende Position gebracht wird
- ○ **14–16 Stunden schlafen,** oft verteilt auf 2–3 Mal tagsüber und 6 Stunden in der Nacht (oder länger)

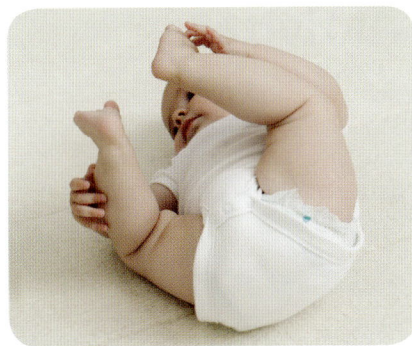

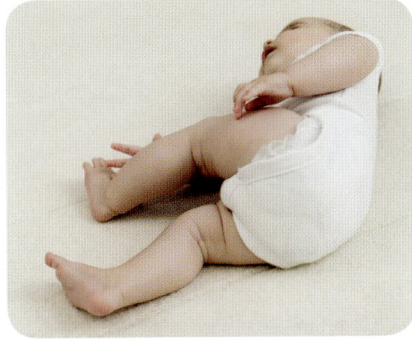

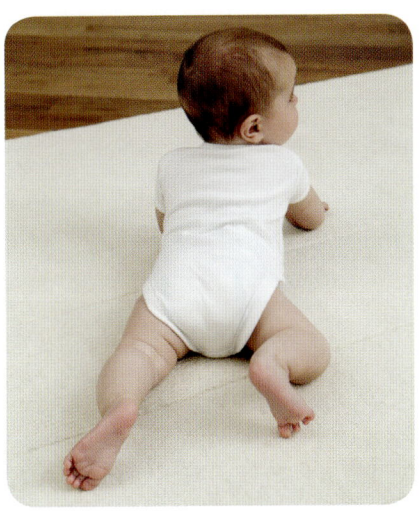

Ihr Baby ist nun bereit für:

- ○ **Babyschwimmen** mit Mama oder Papa

- ○ **Eine Tasse,** um zu experimentieren und die Grundlagen des Trinkens statt Saugens kennenzulernen

- ○ **Eine Zahnbürste** und regelmäßige Pflege von Zahnfleisch und durchbrechenden Zähnen

- ○ **Musik- oder Gymnastikkurs** für Knirpse

- ○ **Spielgruppen:** Ihr Sprössling wird von anderen Babys und Kindern fasziniert sein und evtl. versuchen, etwas von Ihnen in den Mund zu bekommen.

- ○ ....

- ○ ....

- ○ ....

- ○ ....

Spielsachen und Aktivitäten

Zwischen dem dritten und sechsten Lebensmonat entdeckt
Ihr Baby, wie es die Hände benutzt, und steckt alles in den Mund.
Es entwickelt Sinn für Humor, spielt gerne mit Ihnen und lacht und
lächelt in Ihrer Gegenwart.

Die besten Spielsachen

○ **Spielsachen, die nicht abblättern,** ohne Schnüre oder Drähte, die Ihr Baby
verletzen könnten

○ **Rasseln sind perfekt für dieses Alter;** obwohl Ihr Kind die Bewegungen
noch nicht koordinieren kann, liebt es Geräusche. Nehmen sie eine, die in
die kleine Hand passt.

○ **Baby-Spielbogen** gibt es ab dem 3. Lebensmonat. Die Objekte sollten
leicht auf die Berührung von Hand oder Fuß reagieren, die hängenden
Spielsachen sollten sich leicht drehen, greifen, schieben, ziehen und
bewegen lassen.

○ **Spielzeug, das bei leichtem Zugriff quietscht, klingelt oder klirrt**

○ **Stoffspielsachen mit Textur** fördern die taktile Wahrnehmung.

○ **Stabile Klapp-Bilderbücher** eignen sich zum Vorlesen und Anschauen.
Sie sind zudem ein tolles Spielzeug, um darauf herumzukauen.

○ **Entdeckerwürfel** sind unterhaltsam, bergen »Überraschungen« und geben
Töne von sich.

○ **Ringe können zwar noch nicht aufgefädelt werden,** lassen sich aber prima
kauen und greifen.

○ **Plastikbecher** machen ein tolles Geräusch, wenn man sie aneinander-
schlägt und Ihr Baby wird gerne die Türme umwerfen.

○ **Badespielzeug,** das quietscht, spritzt und schwimmt, ermutigt zum Greifen
und Auskippen des Wassers.

○ **Eine Musikbox,** die auf Berührung mit Kinderreimen oder Melodien reagiert,
verblüfft das Baby und es wird ihm Spaß machen, selbst etwas in Gang zu
setzen.

○ **Pop-Up-Spielzeug** bringt endlosen Spaß und Ihr Baby wird schnell lernen,
welche Taste es drücken muss, damit ein Spielzeug erscheint.

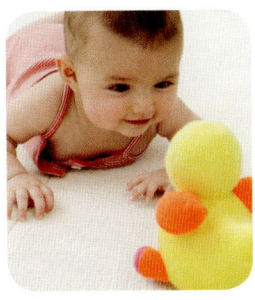 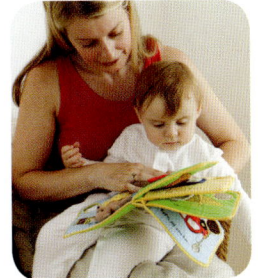 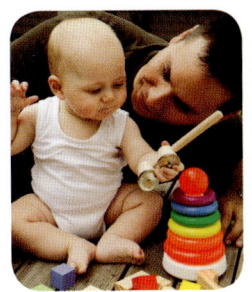

Spielzeit

○ **Vorlesen ist ideal,** wobei Sie Ihrem Baby die bunten Bilder zeigen, Tierlaute nachahmen und zum Umblättern anspornen.

○ **Legen Sie ein Spielzeug knapp außer Reichweite,** damit es sich darauf zubewegt, um Balance, Hand-Auge-Koordination und grobmotorische Fähigkeiten zu fördern.

○ **Verwenden Sie Spielzeug, das man wegstoßen kann, auch Ihre Hände.** Packen Sie die Füße, wenn es sie hochstreckt und lachen Sie mit ihm, wenn es nach Ihren Händen tritt und trifft.

○ **Bringen Sie Ihr Baby mit Kissen in eine aufrechte Position,** damit es sich umschauen kann. Das stärkt zugleich Hals und Rücken.

○ **Halten Sie Ihr Baby vor einen Spiegel.** Es wird von dem »neuen Freund« fasziniert sein und auf ihn einreden.

○ **Fördern Sie kognitive Entwicklung,** Problemlösungskompetenz und Gedächtnis, indem Sie einen Ball unter seinem Spielzeug oder einer Decke verstecken und Ihr Baby zum Suchen ermuntern.

○ **Zeigen Sie Ihrem Baby, wie es sich allein beschäftigt,** z. B. mit dem Holzlöffel auf einen Topf schlagen.

○ **Spielen Sie mit seinen Armen und Beinen** (kitzeln, liebkosen), damit es sich an neue Wahrnehmungen und physische Fähigkeiten gewöhnt.

○ **Die Bauchlage nicht vergessen,** um die Nackenmuskulatur zu stärken, Neugierde zu wecken und Ihr Baby auf Krabbeln und Rollen vorzubereiten.

○ _____

○ _____

○ _____

Kleidung und Ausstattung

Mit zunehmendem Alter ändern sich die Bedürfnisse Ihres Babys. Es ist bereit für »richtige Kleidung« (keine Einteiler mehr!) und anspruchsvolleres Spielzeug, sobald sich die Welt über Ihren Schoß hinaus erstreckt.

Kleidung

○ **Ihr Baby muss regelmäßig gewickelt werden,** deshalb sollte die Kleidung praktisch und leicht an- und auszuziehen sein.

○ **Meiden Sie Kleidung,** die Hautreizungen verursachen könnte oder die Bewegungsfähigkeit einschränkt.

○ **Druckknöpfe und Reißverschlüsse sind einfacher zu handhaben** als Knöpfe.

○ **Tops und Pullover** sollten einen weiten Halsausschnitt haben.

○ **Die Kleidung sollte in der Maschine waschbar sein.**

○ **Wählen Sie Sachen in zueinanderpassenden Farben,** damit Sie Ihr Baby nicht jedes Mal komplett umziehen müssen.

○ **Kurz- oder langärmelige Bodys** halten warm, wenn T-Shirt oder Kleid hochrutschen.

○ **Die Kleidung soll locker, bequem und nicht zu warm sein.** Mehrere dünne Schichten übereinander sind besser als schwere Einzelteile.

○ **Babys brauchen Schuhe erst,** wenn sie laufen können. Stoffschuhe oder weiche Lederschläppchen halten warm. Wenn sie ein Bändchen haben, können die Socken nicht von den Füßen fallen.

○ **Wenn Ihr Baby ständig die Socken verliert,** ziehen Sie ihm Strumpfhosen an. Das ist auch bei Jungen möglich.

○ **Kaufen Sie Socken möglichst in derselben Farbe,** um sich das Sortieren zu ersparen. Verschiedene Socken sind auch nicht schlimm, begründen Sie es mit dem persönlichen Stil Ihres Babys.

○ **Kaufen Sie für draußen eine Jacke mit Kapuze.** Ihr Baby hat schnell den Bogen raus, wie man die Mütze abnimmt und verliert.

Ausstattung

○ **Beißring:** Viele Babys zahnen schon mit 4 Monaten. Kaufen Sie keinen Beißring mit PVC und nehmen Sie einen, den man im Kühlschrank kühlen kann, was den Schmerz lindert.

○ **Babywippe** mit Ausblick auf die Welt, die schaukelt oder wippt, wenn es mit den Füßen strampelt. Mit einer tragbaren Wippe können Sie ihr Baby in ein anderes Zimmer tragen.

○ **Badesitz oder -ring,** der ein aufrechtes Sitzen in der Wanne ermöglicht und das Bad vergnüglich macht

○ **Schnabeltasse:** Auch wenn Ihr Kind noch keine feste Nahrung zu sich nimmt, können Sie es ermutigen, daraus zu trinken.

○ **Zahnbürste:** Die Zähne sind vielleicht noch nicht da, aber sie sitzen schon im Gaumen. So wird das abendliche Zähneputzen beizeiten zur Gewohnheit. Sie brauchen noch keine Zahnpasta.

○ **Kinderbett:** Die meisten Babys sind aus Wiege, Tragetasche oder Korb herausgewachsen und brauchen mehr Bewegungsfreiheit.

○ **Schutzpolster für das Kinderbett,** damit es sich nicht verletzt oder zwischen den Gitterstäben stecken bleibt

○ _____

○ _____

○ _____

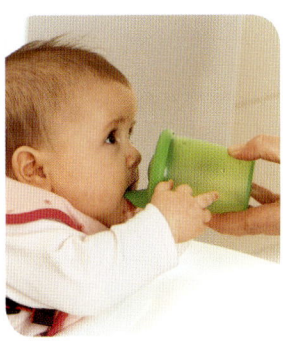 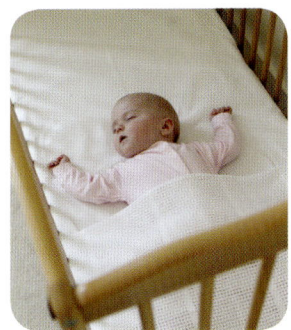 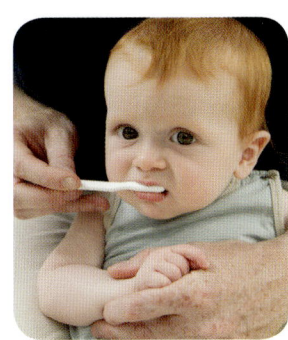

Wann kann ich abstillen?

Auch wenn Ihr Baby jetzt hungriger ist als früher, muss es noch nicht bereit für feste Nahrung sein. Wechseln Sie zur nächsten Pulvermilch-Stufe über bzw. legen Sie es häufiger an.

Ihr Baby ist bereit für feste Nahrung, wenn es:

○ **Häufiger Hunger hat,** von der üblichen Milchmahlzeit nicht satt wird oder nachts nicht mehr durchschläft

○ **Interesse an Ihrem Essen zeigt**

○ **In der Lage ist, mit Unterstützung zu sitzen und den Kopf zu halten**

○ **Das Essen im Mund hin- und herschieben kann oder auch ohne vollen Mund Kaubewegungen macht**

○ **Dinge zielsicher in den Mund steckt**

○ _____

○ _____

Wann geht es los?

Die Weltgesundheitsorganisation WHO empfiehlt, Kinder ab dem sechsten Monat auf feste Kost umzustellen (Eine Woche früher oder später schadet nicht.). Feste Nahrung sollte keinesfalls vor der 17. Woche eingeführt werden, da Verdauungs- und Immunsystem bis zu diesem Zeitpunkt noch nicht voll ausgereift sind.

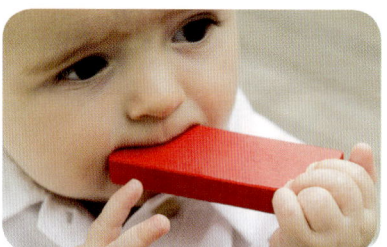
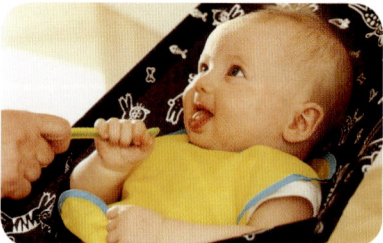

Nahrungsmittelallergie?

Obwohl Nahrungsmittelallergien bei Babys selten sind, sind sie auf dem Vormarsch. Falls sie in Ihrer Familie vorkommen, sollten Sie bei der Einführung von Beikost auf die Symptome achten. Konsultieren Sie im Zweifelsfall Ihren Arzt.

Achten Sie auf:

- ◯ **Erbrechen und Durchfall**
- ◯ **Würgen**
- ◯ **Reizbarkeit**
- ◯ **Schwere Koliken**
- ◯ **Ekzeme oder Hautausschlag** (v. a. um den Mund)
- ◯ **Nesselsucht**
- ◯ **Schwellungen im Gesicht**
- ◯ **Atemprobleme**

Die Symptome können beim Füttern, unmittelbar danach oder binnen 48 Stunden auftreten. Bei Atemproblemen und Schwellungen im Gesicht rufen Sie den Notarzt.

Die Nahrungsmittelintoleranz unterscheidet sich davon, weil das Immunsystem nicht betroffen ist. Da diese Intoleranz jedoch die Aufnahme von Nährstoffen beeinträchtigt, sollten Sie nach folgenden Anzeichen Ausschau halten:

- ◯ **Chronisches Niesen und exzessiver Schleim**
- ◯ **Verstopfung oder regelmäßiger Durchfall**
- ◯ **Ekzeme oder Hautausschlag**
- ◯ **Ungewöhnliche Müdigkeit**
- ◯ **Anhaltende Verdauungsstörungen oder Rückfluss der Nahrung**
- ◯ **Augen- und Hautjucken**
- ◯ **Schlafstörungen**
- ◯ **Keuchender Atem**
- ◯ _____

Mit dem Zahnen umgehen

Es kann sein, dass Ihr Baby vor dem ersten Lebensjahr keine Zeichen von Zahnen geschweige denn Zähne zeigt. Einige Babys zahnen dagegen schon nach drei Monaten. Es macht daher Sinn, sich beizeiten darauf vorzubereiten.

Anzeichen für den Durchbruch der ersten Zähne

○ **Reizbarkeit und Unruhe,** da das Zahnfleisch wund ist und schmerzt; der erste Zahn ist oft der schlimmste.

○ **Exzessive Speichelbildung**

○ **Keuchen oder würgen** infolge des vermehrten Speichels

○ **Kauen und beißen,** auf allem, was in den Mund gelangt

○ **Wangen reiben und an den Ohren ziehen,** da sich der Schmerz auf Ohren und Kiefernpartie ausdehnt

○ **Leichter Durchfall:** umstritten, da einige Experten keinen Zusammenhang sehen. Aber einer australischen Studie zufolge ist lockerer Stuhlgang ein gängiges Symptom.

○ **Leicht erhöhte Temperatur:** Während hohes Fieber kein Zeichen von Zahnen ist und hier Vorsicht geboten ist, kann eine leicht erhöhte Temperatur durch das Zahnen verursacht werden. Die Ärzte sind uneins, aber laut Aussage von Eltern tritt das Symptom oft auf.

○ **Schlafstörungen**

○ **Laufende Nase,** da Ohren, Nase und Rachen leicht entzündet sind

○ ....

○ ....

Genetisch vorprogrammiert
Das Zahnen ist oft genetisch bedingt. Haben beide Eltern die ersten Zähne früh/spät bekommen, könnte sich bei ihrem Baby das gleiche Muster zeigen.

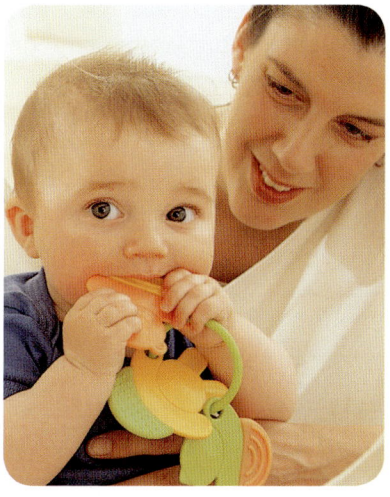 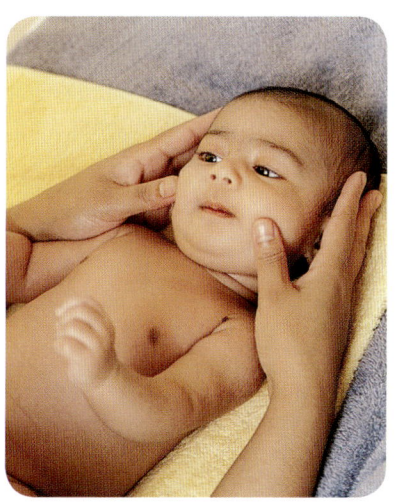

Was Sie tun können

○ **Geben Sie Ihrem Kind einen gekühlten Beißring** (nicht aus PVC) oder reiben Sie das Zahnfleisch mit dem Finger.

○ **Reiben Sie das Zahnfleisch mit Zahnungsgel ein.** Viele enthalten Paracetamol. Also geben Sie es nicht zusammen mit einem oralen Schmerzmittel.

○ **Das homöopathische Mittel Chamomilla D 30** ist beim Zahnen Standard. Es kann zur Linderung der Beschwerden bis zu 6-mal am Tag in Form von Globuli gegeben werden.

○ **Reiben Sie Rescue-Tropfen** auf die Pulspunkte, wenn Ihr Baby untröstlich weint. Ein paar Tropfen am Abend helfen beim Einschlafen, genauso wie ein paar Tropfen Lavendelöl auf der Bettwäsche.

○ **Bei Schlafproblemen** hilft oft sanftes Schaukeln.

○ ....

○ ....

○ ....

Kinderkrankheiten

Auch Babys können sich mit Kinderkrankheiten anstecken und die vollen Symptome entwickeln. Sie sollten wissen, was Ihr Baby bekommen kann und worauf Sie achten müssen. Stillende Mütter, die immun dagegen sind, geben diese Immunität wahrscheinlich an ihr Baby weiter, und Kinder, die geimpft wurden, sind ebenfalls davor geschützt.

Kinder-krankheit	Inkubations-zeit	Symptome
Masern	10 Tage	Fieber, laufende Nase, Husten, eitrige gerötete Augen, gefolgt von rot-braunem Ausschlag, oft im Gesicht beginnend, der sich 3–7 Tage nach Erscheinen der ersten Symptome am ganzen Körper ausbreitet
Mumps	2–3 Wochen	Fieber, Kopfweh; Anschwellen der Ohrspeicheldrüsen erzeugt »Ziegenpeter«-Gesicht, Kiefer, Wangen und Hals einbezogen.
Röteln (Rubella)	14–21 Tage	Rote Hautflecken, leichtes Fieber, Unwohlsein und Schmerzen, Kopf- und Halsweh, Anschwellen der Hals-Lymphknoten, Appetitmangel
Keuchhusten (Pertussis)	Ca. 7 Tage	Grippeähnliche Symptome, laufende Nase, Niesen, leichtes Fieber, Hustenanfälle, die sich im Lauf der Wochen und nachts verschlimmern, mit blau oder rot anlaufendem Gesicht und manchmal Erbrechen
Windpocken	10–14 Tage	Kopfweh, Fieber, Unwohlsein, Hautausschlag mit Bläschen, die sich vom Rumpf ausbreiten, mit Flüssigkeit füllen und später verkrusten
Meningitis (Hirnhaut-entzündung)	Virale Meningitis 3–7 Tage Bakterielle Meningitis 1–7 Tage	Virale Meningitis tritt häufig im Sommer auf, der Verlauf ist meistens moderat: vage grippeähnliche Symptome mit Fieber, Unwohlsein und Schmerzen über mehrere Tage. Bakterielle Meningitis ist schwerwiegender. Symptome entwickeln sich oft binnen Stunden. Dazu gehören bei Babys und Kleinkindern: steifer Körper, besonders Nackensteifigkeit, ruckhafte Bewegungen (oder extreme Kraftlosigkeit), Reizbarkeit, schrilles Schreien, Essensverweigerung, gespannte oder vorgewölbte Fontanelle, bleiche, fleckige Haut, schnelle Atmung, Fieber. Bei älteren Kindern: Ausschlag, der bei Druck nicht verblasst (Trinkglas gegen die Haut drücken)

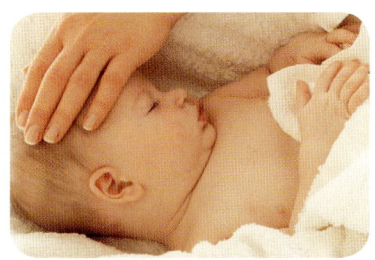

Abwehrkräfte stärken

Obwohl Sie durch Breitbandimpfungen vor Kinderkrankheiten geschützt sind, sollten Sie auf Anzeichen bei sich und Ihrem Kind achten und im Zweifelsfall den Arzt aufsuchen.

Behandlung	Anmerkungen
Schmerzmittel und viel Flüssigkeit, Antibiotika gegen Sekundärinfektionen; das Kind sollte sich im abgedunkelten Raum aufhalten, da Empfindlichkeit gegen Helligkeit besteht.	
Viel Flüssigkeit, Schmerzmittel (Paracetamol), Ruhe; mit lauwarmem Wasser waschen	
Paracetamol gegen das Fieber, zinkhaltige Mixturen oder leichte Kortikosteroide gegen den Ausschlag, lauwarme Bäder	
Antibiotika gegen die Erreger der Infektion, Paracetamol gegen Fieber, Luftbefeuchter im Kinderzimmer	
Zinkhaltige Mixturen gegen Juckreiz, Paracetamol gegen Fieber und Unwohlsein, viel Flüssigkeit, Nägel kurz und sauber halten, um Entzündungen durch Kratzen zu vermeiden	
Bei Verdacht auf Meningitis sofort den Arzt aufsuchen. Die bakterielle Form erfordert die Gabe intravenöser Antibiotika. Bei viraler Meningitis gibt es keine Behandlung, aber Medikamente zur Eindämmung der Symptome.	

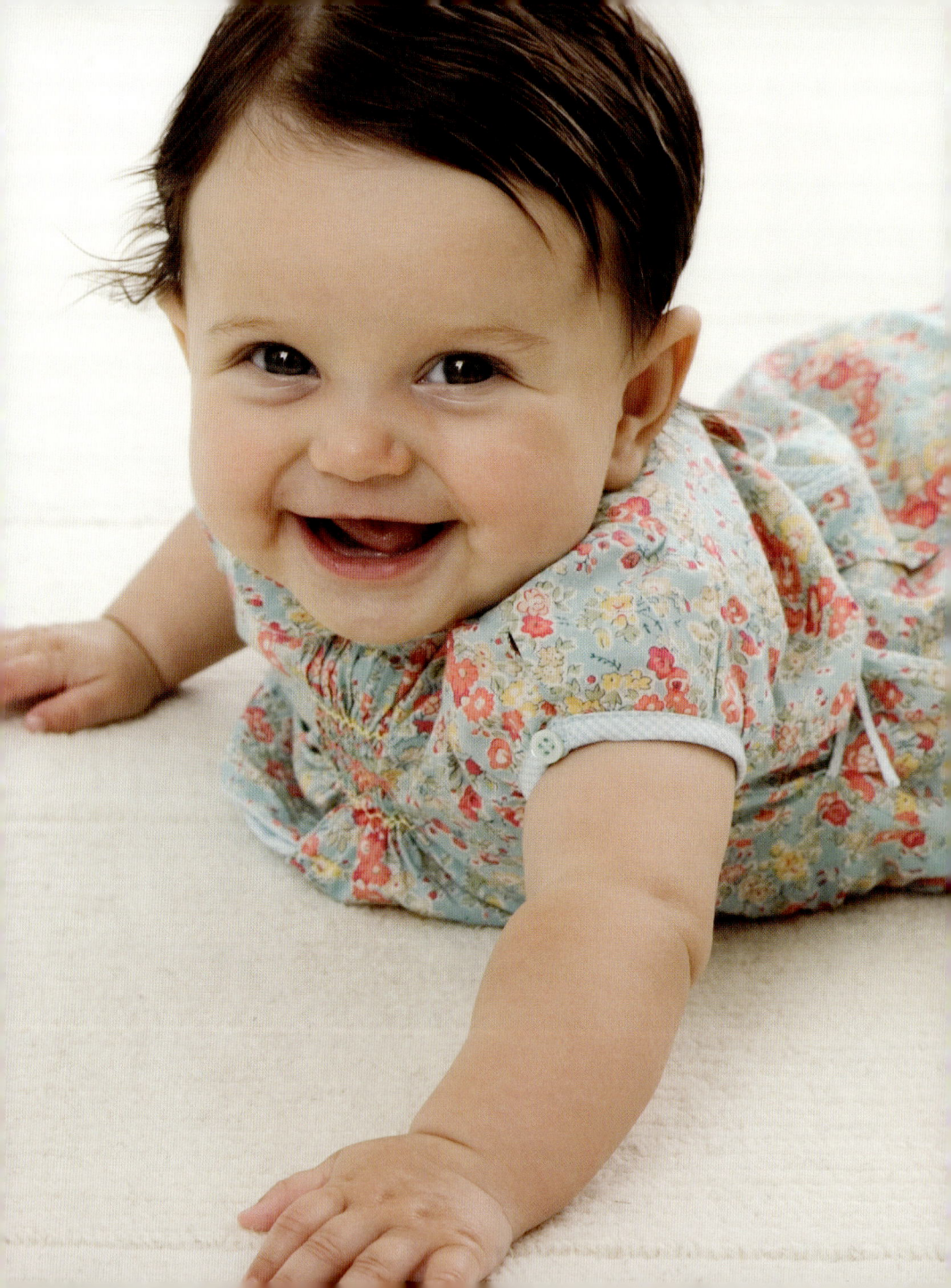

Ihr Baby: 6–9 Monate

Meilensteine der Entwicklung

Ende des neunten Monats ist Ihr Baby ein geselliges, lebendiges Familienmitglied. Sie werden einen großen Schritt in der Entwicklung bemerken: Die Koordination hat sich erheblich verbessert und das Gehirn arbeitet auf Hochtouren, um die Welt ringsum zu verstehen.

Mit neun Monaten sollte Ihr Baby:

- ○ **Feste Nahrung** plus Milch erhalten
- ○ **Gegenstände** beim 1. oder 2. Versuch greifen
- ○ **Kleine Objekte leicht entdecken** und aufheben
- ○ **Spielzeug** von einer Hand in die andere nehmen und sich damit beschäftigen
- ○ **Allein sitzen, ohne Kissen oder andere Hilfen**
- ○ **Unterstützt stehen** und versuchen, sich an Möbeln hochzuziehen
- ○ **Sich umdrehen** vom Bauch auf den Rücken und zurück
- ○ **Mit dem Krabbeln beginnen** (manche Kinder krabbeln nie, sondern robben auf dem Bauch)
- ○ **Länger sitzen als liegen**
- ○ **Plappern und Lautmuster mit den Buchstaben »gr« und »gu« äußern**
- ○ **Spuckeblasen formen**
- ○ **Den Kopf drehen, wenn es gerufen wird**
- ○ **Positiv auf Ihren Anblick reagieren** und vielleicht lachen
- ○ **Nach Gegenständen suchen,** die Sie in seiner Anwesenheit weggeräumt haben
- ○ **Alles mit dem Mund erkunden**
- ○ **Ihre emotionale Befindlichkeit wahrnehmen:** lächeln, wenn Sie fröhlich wirken, oder die Stirn runzeln, wenn Sie verärgert aussehen oder klingen
- ○ **Ihre Handlungen nachahmen**
- ○ **Die Arme nach Ihnen ausstrecken, wenn es auf den Arm genommen werden möchte**
- ○ **»Fremdeln« oder erste Anzeichen von Trennungsangst erkennen lassen** (siehe S. 184)

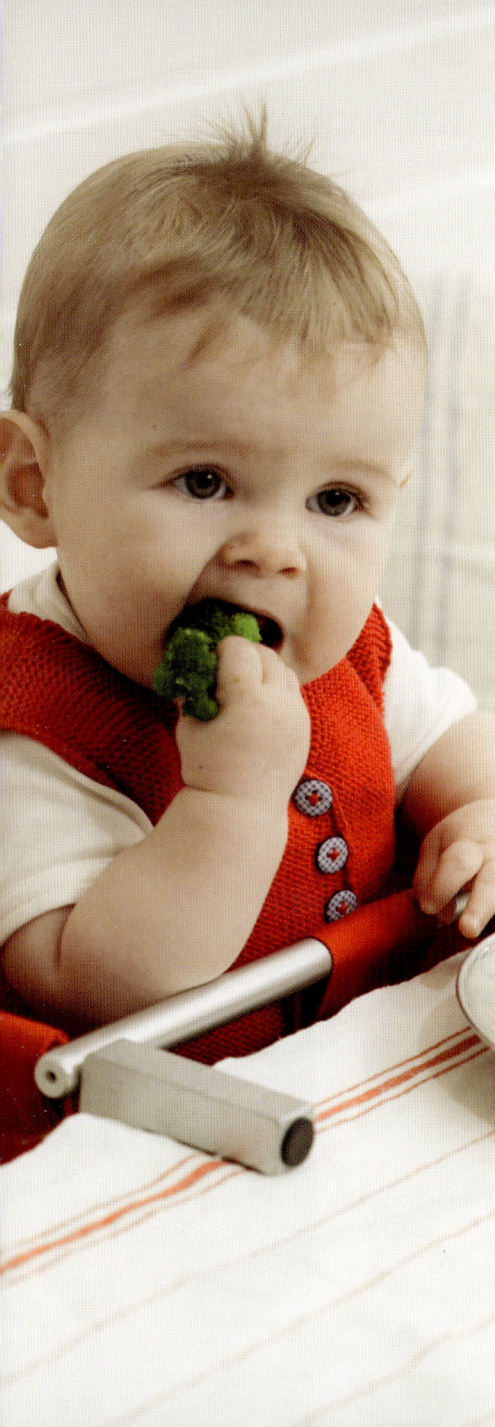

Ihr Baby ist nun bereit für …

○ **Feste Nahrung** in zunehmender Menge: Mit 9 Monaten nimmt es 3 Mahlzeiten am Tag zu sich und verliert das Interesse an Milchnahrung.

○ **Feste Schlafzeiten,** die in Erinnerung bleiben und vorausgesehen werden

○ **Bücher und Gutenacht-Geschichten,** die in Erinnerung bleiben und mit Freude erwartet werden

○ **Stabiles Lauflern-Spielzeug,** als Unterstützung beim Hochziehen und den ersten Schritten

○ **Das erste Wort:** z. B. »ma«, das vieles bedeuten kann, gefolgt von richtigen Worten, mit Babysprache vermischt

○ **Einen Kinderwagen,** in dem es aufrecht sitzen kann, um die Welt ringsum in Augenschein zu nehmen

○ ....

○ ....

○ ....

Spielsachen und Aktivitäten

Ihr Baby ist mobiler, muss aber noch nicht unbedingt krabbeln können. Es greift gerne nach Spielzeug und allem, was seine Aufmerksamkeit weckt. Hand-Auge-Koordination und motorische Fähigkeiten machen Fortschritte und ermöglichen die Beschäftigung mit anspruchsvolleren Spielsachen.

Die besten Spielsachen

○ **Spielsachen, die das Krabbeln fördern** und zum Folgen verleiten, z. B. Spielzeug an einer Schnur oder Bälle, denen es lange hinterher jagen kann

○ **Ziehspielzeug** mit stabiler Schnur, die sich weder verheddert noch um den Hals wickeln lässt

○ **Spielsachen zum Erkunden von Formen und Klängen,** Ursache und Wirkung, die Denk- und motorische Prozesse fördern, z. B. Stapelspielzeug, Formen-sortierer, Bauklötze mit Geräusch und alles, was klingelt, rattert und raschelt

○ **Aktivitätsspielzeug,** um die Koordination zu üben: Türen öffnen, drehen, drücken, schütteln und ziehen, um Reaktionen auszulösen

○ **Bauklötze,** um Türme zu bauen und umzuwerfen, sind sehr beliebt.

○ **Behältnisse,** um Bauklötze hineinzuwerfen und herauszuholen; beobachten Sie, wie es ihm gefällt, alles umzukippen.

○ **Stabiles Lauflerngerät,** das sein Gewicht trägt, zum Hochziehen und für die ersten unsicheren Schritte

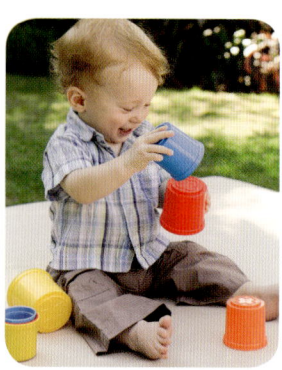 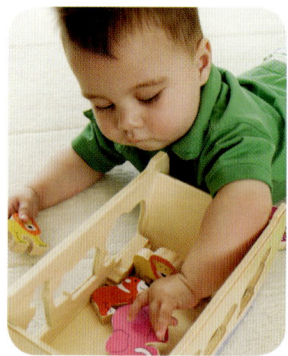 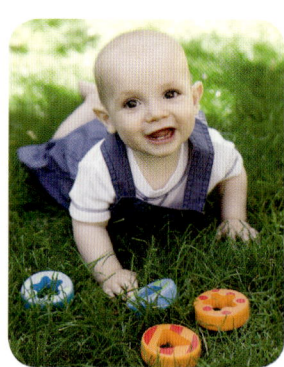

Spielzeit

○ **Ihr Baby bemerkt, dass Dinge noch da sind,** auch wenn es sie nicht sieht; es spielt gerne »Guck-Guck« und Verstecken mit seinem Lieblingsspielzeug.

○ **Geben Sie ihm Gegenstände, die es aneinanderschlagen kann** und zeigen Sie ihm, wie man mit Töpfen und Holzlöffel Musik macht.

○ **Vorlesen wird nun interaktiver.** Es berührt Bilder und versucht, stabile Seiten anzuheben. Ermutigen Sie es, umzublättern und Ihnen etwas »vorzulesen«.

○ **Reden Sie mit Ihrem Kind,** wenn es sich in Babysprache mit Ihnen unterhält.

○ **Spielen Sie einfache Spiele mit den Fingern,** z.B. »Dies ist der Daumen«, und beobachten Sie, wie es das »Hoppe, hoppe Reiter« genießt.

○ **Kinderreime oder Klatschspiele werden interessant,** weil sich Ihr Baby daran erinnert und auf das freut, was als Nächstes kommt.

○ **Ermutigen Sie es, allein zu spielen** (unter Aufsicht). So wird es unabhängig und vertraut mehr auf seine Fähigkeiten.

○ **Stemmen Sie Ihr Baby in die Luft** oder wippen Sie es auf den Knien (Hoppe-Reiter). Spiele mit dem Körper, Gymnastik und Bewegung sind sehr beliebt.

○ _____

○ _____

○ _____

Nur wenige Spielsachen auf einmal

Babys sind durch zu viele Spielsachen überfordert. Holen Sie nur wenige Spielsachen heraus und lassen Sie Ihr Kind wählen. Sie können auch wenige Spielzeuge in eine Kiste räumen, aus der es sich das gewünschte selbst holen kann.

Kleidung und Ausrüstung

Die Kleidung ändert sich kaum, wenn Ihr Baby mobiler wird, aber Polster an Knien und Ellenbogen bieten jetzt einen guten Schutz. Sie brauchen jedoch neue Utensilien für Ausflüge in die Welt der handfesten kulinarischen Genüsse.

Kleidung

○ **Locker sitzende Kleidung,** die Bewegungsfreiheit gewährleistet. Also achten Sie darauf, dass es bequem gekleidet ist.

○ **Oberteile mit dreiviertellangen oder kurzen Ärmeln,** damit die Hände frei bleiben

○ **Strapazierfähige Kleidung,** besonders an den Knien

○ **Lätzchen** sind jetzt unerlässlich, am besten mit Auffangmulde oder groß und maschinenwaschbar.

○ **Reichlich Kleidung zum Wechseln,** da es mit Nahrung zu experimentieren beginnt; selbst die besten Lätzchen sind dabei unzureichend.

○ **Ein Schlafsack** (mit Schulterknöpfen) hält warm, wenn Ihr Baby die Decke wegstrampelt.

○ **Weiche Gummistiefel** oder einteiliger Regenanzug, trocken und bequem, wenn Ihr Baby die Außenwelt erkundet

○ **Hüte, die sich unter dem Kinn binden lassen;** Hüte absetzen und wegschleudern ist ein beliebtes Spiel.

Ausrüstung

○ **Ein Schaukelsitz,** am Türrahmen befestigt, fördert Selbstvertrauen und Unabhängigkeit und stärkt die Beinmuskulatur.

○ **Zahnbürste und Zahnpasta:** Sobald Ihr Baby isst, müssen 2-mal am Tag Essensreste entfernt und, sofern vorhanden, die ersten Zähne geputzt werden.

○ **Zusammenklappbarer Kinderwagen (Buggy),** sobald Ihr Baby sicher sitzen kann

○ **Stabiler Hochstuhl:** Überprüfen Sie, ob er einen Einsatz für jüngere Babys und evtl. ein Gurtsystem hat.

○ **Fußmatte** unter dem Stuhl

○ **2–3 Babyteller aus Plastik,** damit der Teller auch auf den Boden fallen kann

○ **2–3 stabile Plastiklöffel,** leicht zu halten; Ihr Baby kann noch nicht allein essen, aber es versuchen.

○ **2–3 Esslernlöffel** mit kleinerer Löffelschale, um die ersten eigenständigen Essversuche zu erleichtern

○ **Plastikbecher oder Schnabeltasse** mit kleiner Öffnung, damit sich Ihr Baby nicht verschluckt

○ ....

○ ....

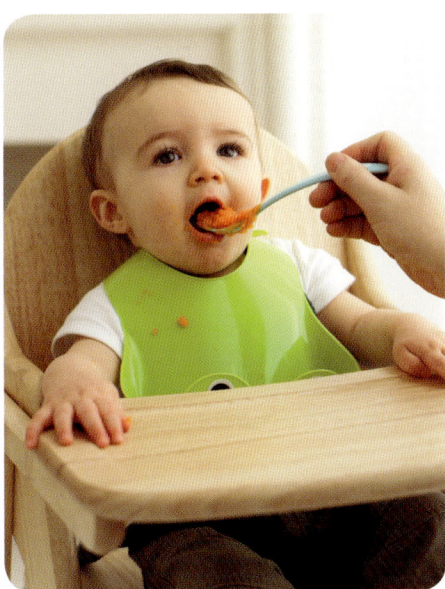

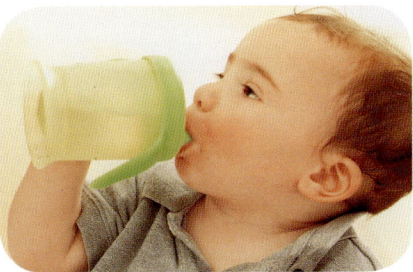

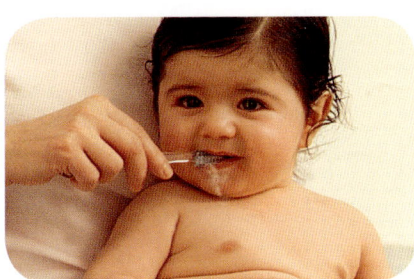

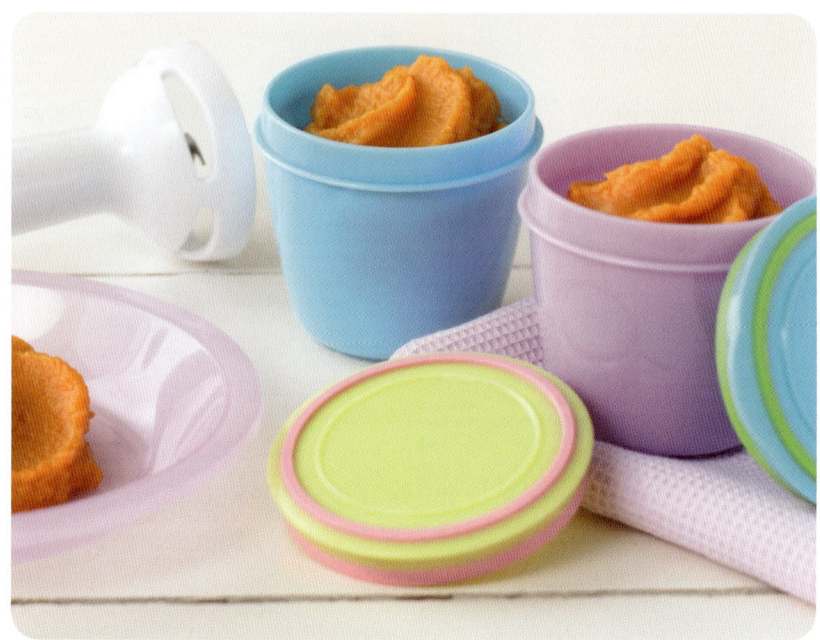

Ausrüstung für die Zubereitung von Babynahrung

○ **Mixgerät** oder Handmixer

○ **Zerkleinerer,** handbetrieben oder elektrisch (ähnlich wie Kaffeemühle), ideal für Kartoffeln, Süßkartoffeln und Wurzelgemüse, die im Mixer klebrig würden

○ **Eiswürfelbehältnis,** biegsam, um den gefrorenen Brei herauszudrücken, am Besten mit Deckel

○ **Klebeetiketten:** Der Brei hält sich bis zu 8 Wochen im Gefrierschrank und 24–48 Stunden im Kühlschrank; Behältnisse mit Datum und Inhalt kennzeichnen.

○ **Kleine Gefäße mit Deckel,** um größere Mengen Babynahrung einzufrieren

○ _____

○ _____

Tipps zum Abstillen

In den ersten Wochen nach der Umstellung braucht Ihr Baby noch Nährstoffe und Flüssigkeit in Form von Milch. Die ersten Mahlzeiten dienen dazu, Ihr Baby an unterschiedliche Geschmacksrichtungen und Konsistenzen von Nahrung zu gewöhnen und seine Fähigkeit, zu kauen und zu schlucken, zu fördern.

○ **Die ersten Mahlzeiten sollten halbflüssig sein** und die Konsistenz von Milch haben, um sie leichter zu schlucken.

○ **Verdünnen Sie den Brei** mit Muttermilch, Pulvermilch oder abgekochtem, abgekühltem Wasser.

○ **Das Essen sollte Zimmertemperatur haben** oder lauwarm sein. Temperatur an der Innenseite des Handgelenks testen: Wenn Sie nichts fühlen, hat es die richtige Temperatur.

○ **Tauen Sie tiefgefrorene Mahlzeiten gründlich auf,** im Wasserbad oder in der Mikrowelle. Vorsicht: Essen aus der Mikrowelle kann stellenweise heiß sein, rühren Sie es immer gut um.

○ **Beginnen Sie mit mildem, süßlichem Gemüse.** Viele Babys, die als erstes Obst essen, verweigern herzhafte Kost.

○ **Wurzelgemüse sind ein guter Einstieg,** z.B. Kartoffeln, Karotten, Steckrüben und Pastinaken.

○ **Passieren Sie Obst und Gemüse mit fester Schale durch ein Sieb,** z.B. Beeren oder Trockenobst, damit es cremig und kernlos ist.

○ **Sobald Gemüse eingeführt ist,** mischen Sie Obst und Gemüse, bevor Sie auf reinen Obstbrei umsteigen.

○ **Reisflocken sind gut,** um den Brei anzudicken; er sollte glatt und cremig sein.

○ **Ermutigen Sie Ihr Baby, Fingerfood zu probieren** (siehe S. 164).

○ **Führen Sie alle 2–3 Tage ein neues Nahrungsmittel ein.** Achten Sie auf Reaktionen (siehe S. 145), besonders, wenn es in Ihrer Familie Nahrungsallergien gibt, und vermerken Sie diese im Nahrungstagebuch (siehe S. 162).

○ _____

○ _____

Erste Mahlzeiten und Breis

Obst- und Gemüse mit Babyreis oder anderen Getreideflocken sind für den Anfang eine ideale Kost. Sie machen Ihr Baby mit verschiedenen Geschmacksrichtungen und Konsistenzen vertraut und enthalten zahlreiche Nährstoffe.

Beginnen Sie mit Brei aus einer Obst-, Gemüse- oder Getreidesorte, z. B.:

- ○ **Haferflocken**
- ○ **Griesflocken**
- ○ **Reisflocken**
- ○ **Kartoffeln**
- ○ **Pastinaken**
- ○ **Kürbis**
- ○ **Karotten**
- ○ **Birne**
- ○ **Apfel**
- ○ **Banane**
- ○ **Aprikosen**

Dann mischen Sie Obst/Gemüse mit Getreideflocken:

Den Obst-Getreidebrei rühren Sie mit Milch an und geben ihn am Abend vor dem Schlafengehen. Den Gemüsebrei geben Sie mittags.

- ○ **Karotten und Kartoffeln**
- ○ **Kürbis und Kartoffeln**
- ○ **Spinat und Kartoffeln**
- ○ **Pastinaken und Kartoffeln**
- ○ **Birnen und Griesflocken und Milch**

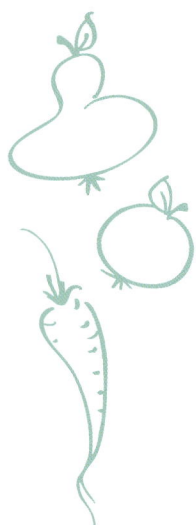

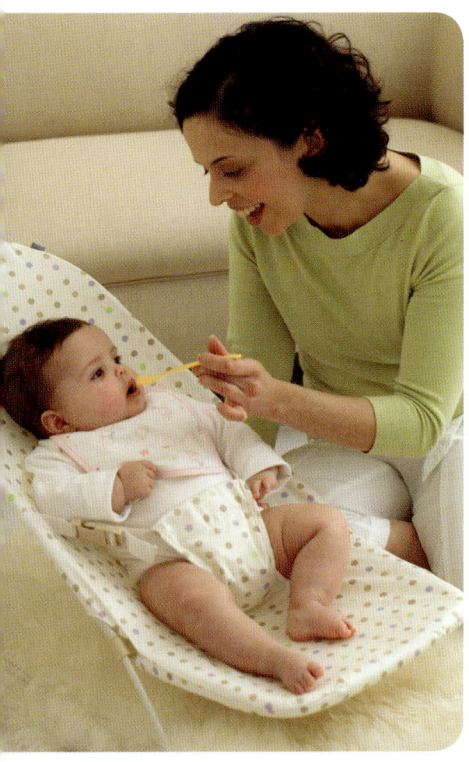

- ○ **Birne und Haferflocken und Milch**
- ○ **Banane und Reisflocken und Milch**
- ○ **Birne und Reisflocken und Milch**

Und für kleine Gourmets führen Sie Fleisch ein …

Den Gemüse-Fleischbrei geben Sie mittags.

- ○ **Spinat mit Kartoffeln und Hühnchen**
- ○ **Karotten mit Kartoffeln und Hühnchen**
- ○ **Kürbis mit Kartoffeln und Hühnchen**

- ○
- ○ ....
- ○ ....
- ○ ....

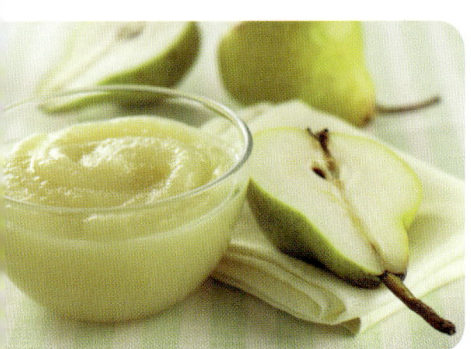

Erstes Nahrungstagebuch

Das Nahrungstagebuch, in dem Sie Mahlzeiten, Vorlieben, Abneigungen und verdächtige Reaktionen vermerken, bietet einen unverzichtbaren Überblick über die Essgewohnheiten Ihres Babys. Mögliche Probleme können schon im Anfangsstadium leichter erkannt werden.

Nahrungsmittel	Gemischt mit …	Datum	Vorliebe (ja/nein)	Ungewöhnliche Reaktionen (sofort/innerhalb von 48 Stunden)

Nahrungs-mittel	Gemischt mit ...	Datum	Vorliebe (ja/nein)	Ungewöhnliche Reaktionen (sofort/innerhalb von 48 Stunden)

Tolles Fingerfood

Es ist empfehlenswert, Ihrem Baby neben Brei auch Fingerfood, also Kleinigkeiten, die es mit den Fingern essen kann, zu geben. So fördern Sie sein selbstständiges Essen und machen es mit verschiedenen Geschmacksrichtungen und Konsistenzen vertraut.

Gesundes zum Knabbern:

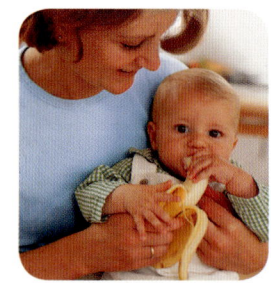

- ○ **Gemüse** blanchiert, z.B. Karotten, Brokkoli und Blumenkohl
- ○ **Karottensticks**
- ○ **Brot** in Streifen geschnitten, kurz getoastet
- ○ **Reiswaffeln**
- ○ **Gekochte Nudeln** verschiedene Formen
- ○ **Gebratenes Hühnchenfleisch** in kleinen Stücken
- ○ **Bananenstücke**
- ○ **Geschälte, entkernte Apfelscheiben oder Birnenstücke**
- ○ **Kernlose Weintrauben** geviertelt
- ○ ....
- ○ ....
- ○ ....
- ○ ....

Fingerfood nur unter Aufsicht

Beobachten Sie Ihr Baby, wenn es Fingerfood probiert, um Würgereflexe oder Erstickungsgefahr zu vermeiden. Die Nahrung muss im Mund weich werden und sich zerdrücken lassen, da Ihr Kind noch nicht kauen kann. Hat es damit Probleme, entfernen Sie das Essen aus dem Mund und klopfen Ihrem Baby auf den Rücken.

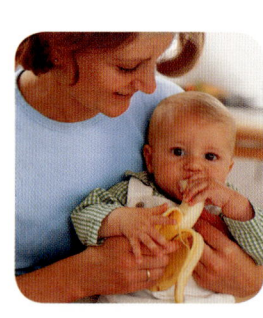

Die idealen Familienmahlzeiten

Ihr Baby sollte schon früh an Familienmahlzeiten gewöhnt werden, um den Geschmack und die Erfahrung des gemeinsamen Essens kennen zu lernen. Bei Babys unter einem Jahr sollten Sie jedoch kein Salz enthalten.

Familienmahlzeiten, die sich pürieren lassen:

○ **Pochiertes oder gedünstetes Huhn mit Gartenkräutern** (beliebig), Stampfkartoffeln und grünem Gemüse

○ **Wurzelgemüse-Eintopf**

○ **Gedünstetes Hühnchen mit Spinat und Kartoffeln**

○ **Hackfleischbällchen in leichter Tomatensoße mit Nudeln oder Reis,** auch als Fingerfood (kleine Bällchen, das Fleisch fein gehackt) geeignet

○ **Eintopf aus Kartoffeln, Karotten und Ingwer**

○ **Auflauf mit Karotten, Kürbis und Kartoffeln**

○ **Frikadellen und Kartoffelbrei** mit Sahnehaube

○ **Hühnchen und Stampfkartoffeln**

○ **Hühnchen-Gemüse-Auflauf**

○ **Hühnchen mit Aprikosen, Kartoffeln und Weintrauben gegart,** dazu Reis für die Familie

○ **Haferbrei mit frischem Obstpüree** (fein püriert, mit der gewohnten Milch verdünnt)

○ **Pfirsich-Aprikosen-Kompott:** für Sie mit Joghurt, für Ihr Baby mit Wasser verdünnt als Dessert

○ _____

○ _____

○ _____

○ _____

○ _____

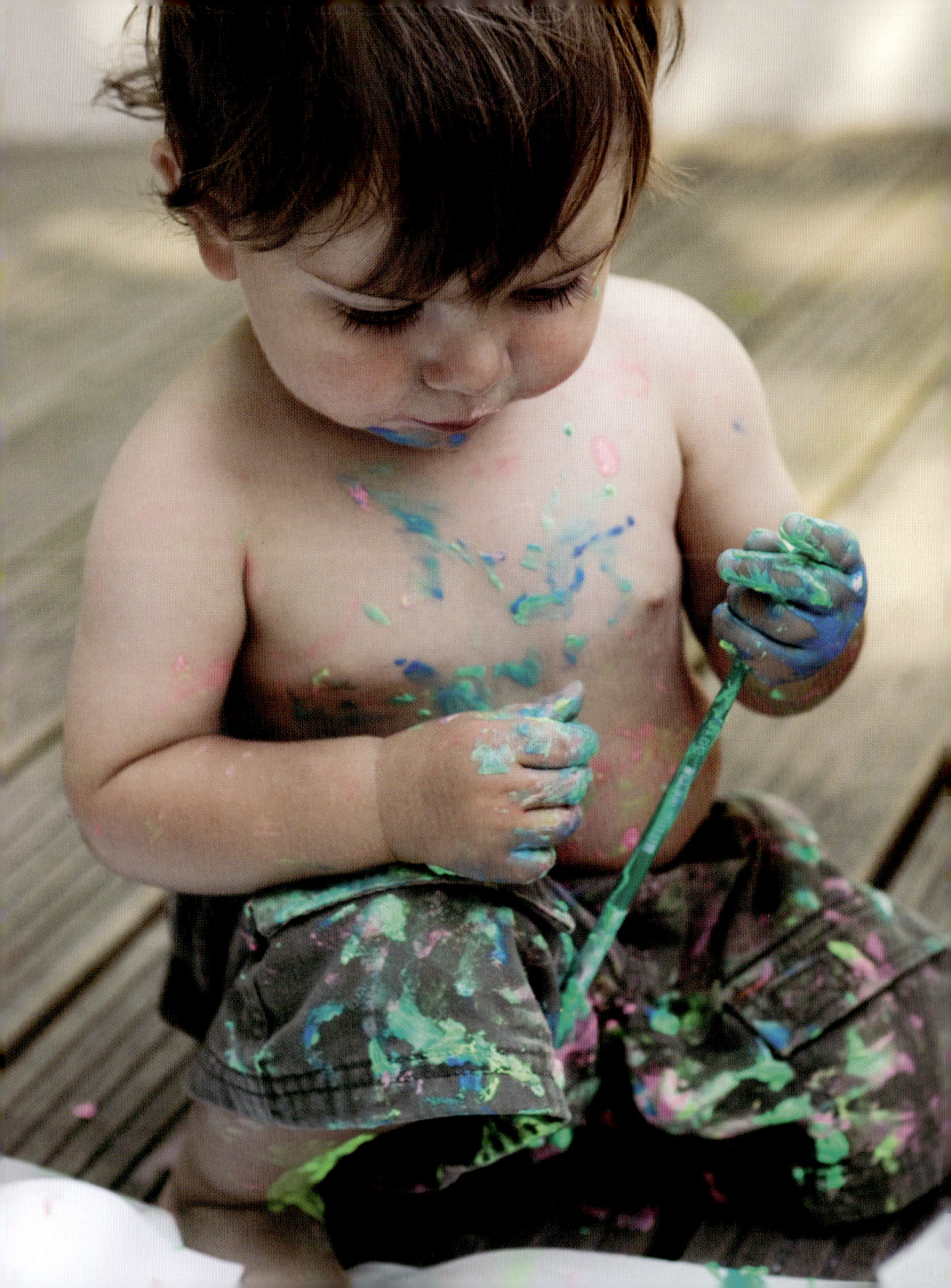

Ihr Baby: 9–12 Monate

Meilensteine der Entwicklung

Ihr Baby entwickelt sich nun rasant. Sie werden ihm schwer hinterher kommen, weil sich Krabbeltechnik und Mobilität sich zunehmend verbessern. Es ist ungeheuer neugierig und kommuniziert auf verständliche Weise.

Mit zwölf Monaten sollte Ihr Kind:

○ **Sicher aus einer Schnabeltasse trinken**

○ **Den Löffel zum Mund führen** und erste Erfolge beim selbständigen Essen haben

○ **Spielzeug aufheben und fallen lassen,** der Wirkung wegen

○ **Mit Daumen und Zeigefinger** kleine Gegenstände aufheben (»Pinzettengriff«)

○ **Selbstsicher vorwärts und rückwärts krabbeln**

○ **Sich hochziehen** und an Mobiliar oder an Sie lehnen

○ **Sich um Möbel herumlavieren,** um sich abzustützen

○ **Andeuten, was es möchte:** Ihre Hand ergreifen, um spazieren zu gehen, oder die Arme heben, wenn es hochgehoben werden will

○ **Mit dem Finger auf etwas zeigen,** um Ihre Aufmerksamkeit darauf zu lenken oder Interesse zu bekunden

○ **Veränderungen im Tonfall wahrnehmen und darauf reagieren:** z. B. Unnachgiebigkeit, wenn Sie etwas verbieten

○ **Das Wort »nein« vielleicht verstehen,** aber vermutlich nicht gehorchen

○ **Vertraute Worte wiedererkennen,** z. B. »Tschüs« oder »Milch«

○ **Seinen Namen erkennen, wenn es gerufen wird**

○ **Sie nachahmen:** den Löffel benutzen, aus der Tasse trinken, »telefonieren« oder zum Abschied winken

○ **Gegenstände in Behältnisse einordnen und herausnehmen**

○ **Interesse an Bildern und Büchern bekunden**

○ **»Mama« oder »Papa« sagen**

○ **Bei Spielen mitmachen**

○ **»Guck-Guck« und »Backe Kuchen« spielen**

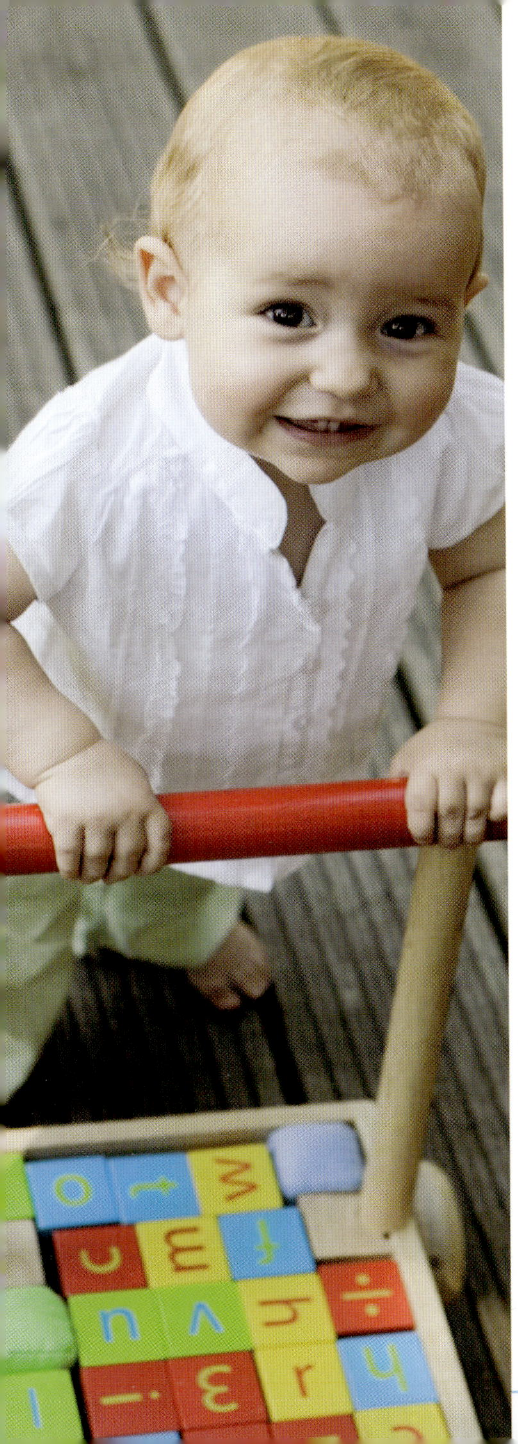

Ihr Kind ist nun bereit für …

○ **Familienmahlzeiten,** die es genießt und eine vielfältige Kost ermöglichen

○ **Einen neuen Autositz**

○ **Spiele im Freien,** z. B. Schaukeln oder Sandkasten

○ **Nahrung mit mehr Biss** (fein gehackt statt püriert) und exotischem Geschmack

○ **Unterhaltungen:** Ihr Baby »antwortet« in Babysprache, wenn Sie innehalten und auf eine Reaktion warten.

○ **Eine Geburtstagsparty** und das Öffnen der Geschenke

○ _____

○ _____

○ _____

○ _____

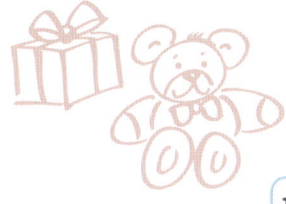

Spielsachen und Aktivitäten

Die Mobilität verändert die Welt Ihres Babys. Es beginnt, seine Umgebung zu erforschen. Es ist nun in der Lage, Objekte zu unterscheiden und nach vertrautem Spielzeug Ausschau zu halten.

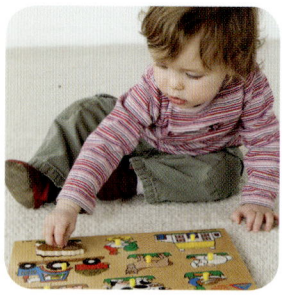

Die besten Spielsachen

○ **Spielzeug zum Schieben;** es wird schneller und behänder, wenn sich der erste Geburtstag nähert.

○ **Sortierspiele, z. B. mit Formen** und große Perlen, mit denen es sich stundenlang beschäftigen kann

○ **Bälle sind weiterhin beliebt. Jetzt sucht es den Ball auch und versucht, ihn zu werfen.**

○ **Planschbecken oder Sandkasten** sorgen für endloses Vergnügen, wenn es den Eimer füllt und leert und dabei ein großes Chaos anrichtet.

○ **Miniatur-Versionen von »Erwachsenen-Spielzeug«,** z. B. Handy, finden Gefallen, weil das Baby anfängt, damit Eltern und Betreuer nachzuahmen.

○ **Interaktives Spielzeug wird immer interessanter,** und Pop-up-Spielsachen werden Ihrem Baby gefallen.

○ **Holz- oder robuste Plastik-Bausteine** oder Schachteln sind ideal. Mit einem Jahr kann es schon kleine Türme bauen.

○ **Kleinspielzeug zum Sammeln und ein Behältnis** zum Aufbewahren, weil es den »Pinzettengriff« beherrscht

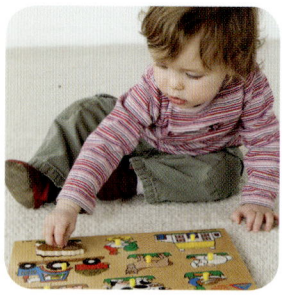
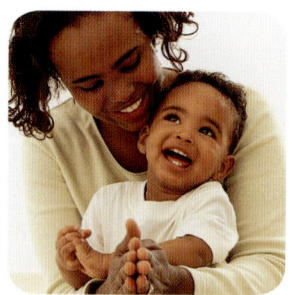
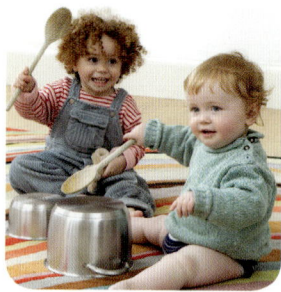

- **Holzpuzzle mit Griffen** zum Einsetzen und Herausnehmen; wählen Sie für den Anfang einfache Formen.

- **Spielzeug mit einer Schnur, an der man ziehen kann;** das fällt Ihrem Baby jetzt sehr leicht. Nehmen Sie einen Kletteraffen oder ein Spielzeug, das Geräusche macht oder ein Lied spielt, wenn man an der Schnur zieht.

- **Jedes Musikinstrument findet jetzt Anklang.** Glöckchen, Rasseln oder eine Trommel beschäftigen das Baby und fördern seine Koordination und sein Gefühl für Rhythmus.

Spielzeit

- **Lassen Sie Ihr Baby forschen und seine Neugier befriedigen,** z. B. Schränke öffnen, Schubladen leeren und die Spielzeug-Kiste umkippen.

- **Helfen Sie ihm, Türme zu bauen** und umzustoßen.

- **Füllen Sie Plastikwannen und Schuhkartons** mit Spielzeug, die Ihr Baby untersuchen, leeren und wieder füllen kann.

- **Wenn Ihr Baby auf etwas zeigt,** sagen Sie, wie es heißt. Es kennt jetzt gerne den Namen von vertrauten Dingen und vergrößert seinen Wortschatz.

- **Spielen Sie auf allen vieren Fangen mit Ihrem Baby,** wenn es zu krabbeln beginnt.

- **Kaufen Sie Bilderbücher,** die Interaktionen ermöglichen, z. B. das Fell einer Katze streicheln oder ein Schwein kitzeln.

- **Bringen Sie ihm Tierlaute bei,** die es nachahmen kann.

- **Singen und Tanzen sind ein tolles neues Spiel.** Klatschen Sie in die Hände, singen Sie beliebte Kinderlieder und ermuntern Sie es, mitzumachen.

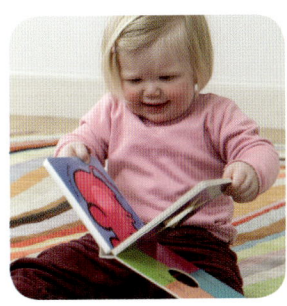
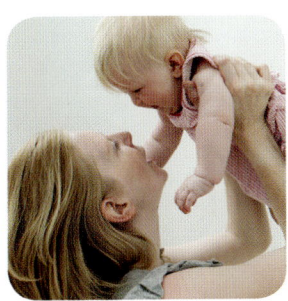
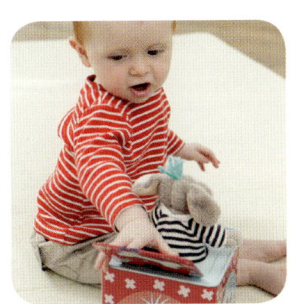

Kleidung und Ausstattung

Der Tag rückt nahe, an dem Ihr Kleines für die ersten Schuhe bereit ist, und das rapide Wachstum erfordert vielleicht einen kompletten Satz neuer Kleidung. Vielleicht ist es auch schon aus den Babysachen herausgewachsen und braucht eine Nummer größer.

Kleidung

○ **Die größere Beweglichkeit erfordert robuste, waschbare Kleidung** in gedeckten Farben, um die Schmutzwäsche zu verringern.

○ **Wählen Sie Kleidungsstücke in passenden Farben,** sodass sie leicht kombiniert werden können, wenn Kleidungsstücke abgetragen sind.

○ **Ihr Baby möchte wie Mama/Papa aussehen** und wünscht sich Kleider oder Jeans und Socken wie die Eltern.

○ **Es braucht 3–4 fußlose Schlafanzüge.** Barfuss gehen verbessert den Gleichgewichtssinn.

○ **Eine warme, wasserdichte Jacke** ist jetzt ein Muss, weil Ihr Baby den Kinderwagen verlässt so oft es geht und Wärme braucht.

○ **Wenn Sie in kalten Klimazonen leben,** braucht es im Winter Fäustlinge, die mit einer Schnur verbunden sind, die durch die Ärmel der Jacke gezogen wird.

○ **1–2 strapazierfähige Spielhosen,** z.B. Jeans oder weiche Sweathosen, ungeachtet des Geschlechts, sind ideal für das wachsende, mobilere Baby.

○ **Jogginghosen und Oberteile mit weitem Ausschnitt** (ohne Knöpfe und Bänder, weil Ihr Baby nicht lange stillhält)

○ **Rutschfeste Strümpfe** (Noppensocken) geben Ihrem Baby besseren Halt bei den ersten Stehversuchen; wenn es warm ist, kann es barfuss gehen.

Treppensteigen

Ihr Baby sollte nun trotz Schutzgitter lernen, Treppen zu steigen. Bringen Sie ihm bei, sich am Geländer festzuhalten, die Treppe hochzukrabbeln und auf dem Hosenboden hinunterzurutschen.

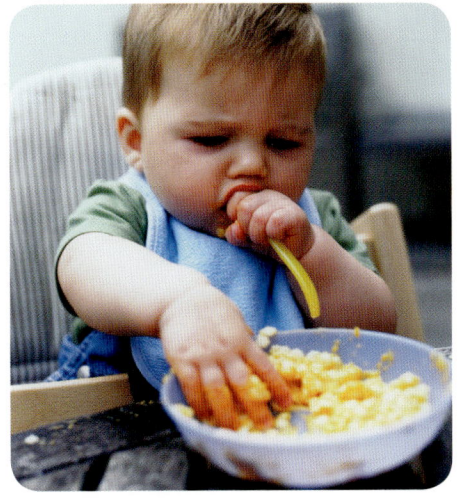
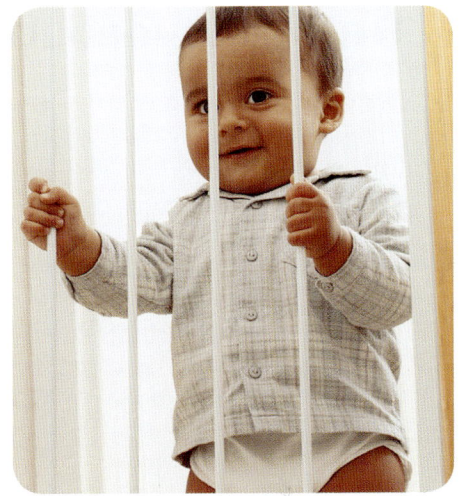

Ausstattung

- ○ **Sicherheit ist jetzt besonders wichtig:** Türen und Schubladen mit bedenklichem Inhalt sollten Schlösser haben, u. U. sogar der Kühlschrank.

- ○ **Bringen Sie Schutzgitter** am oberen und unteren Ende von Treppen mit mehr als 3 Stufen an.

- ○ **Schauen Sie sich sorgfältig im Haushalt um und machen Sie alles mit der entsprechenden Ausrüstung kindersicher** (siehe S. 115).

- ○ **Sobald Ihr Baby steht,** sollten Sie das Bett niedriger stellen, damit es nicht hinausklettert oder -fällt.

- ○ **Es ist jetzt bereit für ein sicheres, handliches Kinderbesteck.** Es wird ihm Spaß machen, Mama und Papa nachzuahmen.

- ○ **Eine Tragehilfe für den Rücken ist jetzt von Vorteil,** da Ihr Baby zu schwer ist, um es vor dem Bauch zu tragen.

- ○ **Der nächst größere Autositz** könnte mit ca. 9 Monaten fällig sein. Prüfen Sie, ob Ihr Baby aus seinem jetzigen herausgewachsen ist.

- ○ ....

- ○ ....

- ○ ....

Der erste Geburtstag Ihres Babys

Der erste Geburtstag ist ein herausragendes Ereignis und Sie wollen sicherlich eine kleine Feier geben. Seien Sie aber nicht überrascht, wenn Ihr Baby wenig Interesse an der Party zeigt und die Verpackung spannender findet als die Geschenke.

- ○ **Schlicht und einfach:** Sie können den Übergang ins Kleinkindalter kaum genießen, wenn Sie mit dem Servieren von Partyhäppchen ausgelastet sind.

- ○ **Begrenzen Sie die Gästezahl,** denn viele Kinder fürchten sich in diesem Alter vor Fremden oder Trennung (siehe S. 184), und Menschenansammlungen lösen nur Stress aus.

- ○ **Eine kurze Party** für max. 1,5 Stunden reicht wegen der kurzen Aufmerksamkeitsspanne Ihres Kindes aus.

- ○ **Die Party sollte eine halbe Stunde nach dem Mittagsschlaf beginnen.** So ist Ihr Kind ausgeruht und quengelt nicht.

- ○ **Vergessen Sie Motto und Spiele.** Ihr Kind interessiert sich noch nicht dafür und Sie fühlen sich am Ende nur ausgebremst.

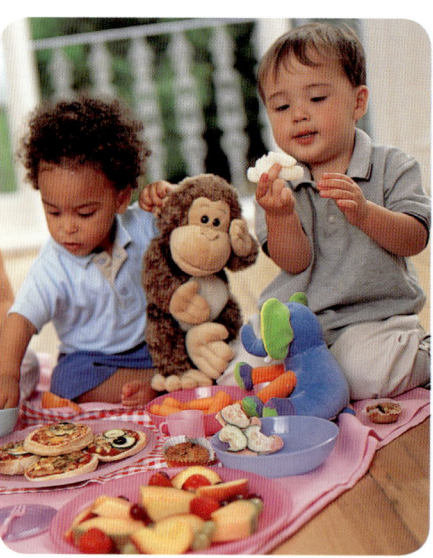

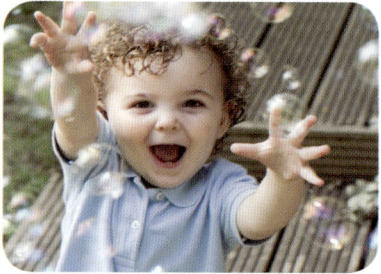

Die Gäste
Laden Sie nur wenige Verwandte oder Freunde ein, die Ihr Kind gut kennt, um es an seinem ersten Geburtstag nicht zu überfordern.

○ **Partyzubehör** sollte billig und bunt sein. Seifenblasen bezaubern Kleinkinder z. B. über lange Zeit.

○ **Luftballons** sollten außer Reichweite befestigt werden, damit Ihr Kind sie nicht platzen lässt oder unaufgeblasen in den Mund steckt. Am besten nehmen Sie Heliumballons und kürzen die Schnur, damit die Kleinen sie nicht erreichen.

○ **Geben Sie Ihrem Kind vor Ankunft der Gäste zu essen und zu trinken.** Im Trubel verliert selbst die Lieblingsspeise ihren Reiz.

○ **Lassen Sie Ihr Kind die Geschenke öffnen.** Das wird der Höhepunkt des Tages, besonders, weil es von raschelndem buntem Papier umgeben ist.

○ **Für ältere Kinder brauchen Sie evtl. kleine Geschenke.** Für Altersgenossen reicht ein neuer Ball, den sie mit nach Hause nehmen dürfen.

○ **Achtung bei Süßigkeiten:** Die meisten Kinder sind nicht an große Zuckermengen gewöhnt und könnten sich den Magen verderben.

○ **Sie können eine Ausnahme machen** und einen tollen, wabbeligen Wackelpudding vielleicht in Form des Lieblingstiers zubereiten. Halb mit Wasser und halb mit Fruchtsaft hergestellt, hat er zumindest einen gewissen Nährwert.

○ **Backen Sie auf alle Fälle einen Kuchen in einer Form, die Ihr Kind kennt,** z. B. Tiere vom Bauernhof oder Teddybär.

○ **Bieten Sie Wasser zum Trinken** und Fingerfood an (viele kleine Gäste haben ihre eigene Schnabeltasse dabei).

○ **Falls jemand nach einer Geschenkidee fragt, schlagen Sie Bücher vor.** So vergrößern Sie am besten den Bestand Ihres Kindes und die meisten können sie sich leisten.

○ **Wenn die Großeltern großzügig sein möchten,** könnten Sie das erste Schaukelpferd schenken. Damit wird sich Ihr Kind wahrscheinlich für den Rest des Tages beschäftigen.

○ **Die Kamera ist unerlässlich** an diesem denkwürdigen Tag.

○ **Fotografieren Sie die Gäste** und kleben Sie die Bilder ins Fotoalbum. Sie werden sich wundern, wie schnell Sie seine ersten Freunde vergessen, wenn Ihr Kind älter wird und eigene soziale Beziehungen entwickelt.

○ _____

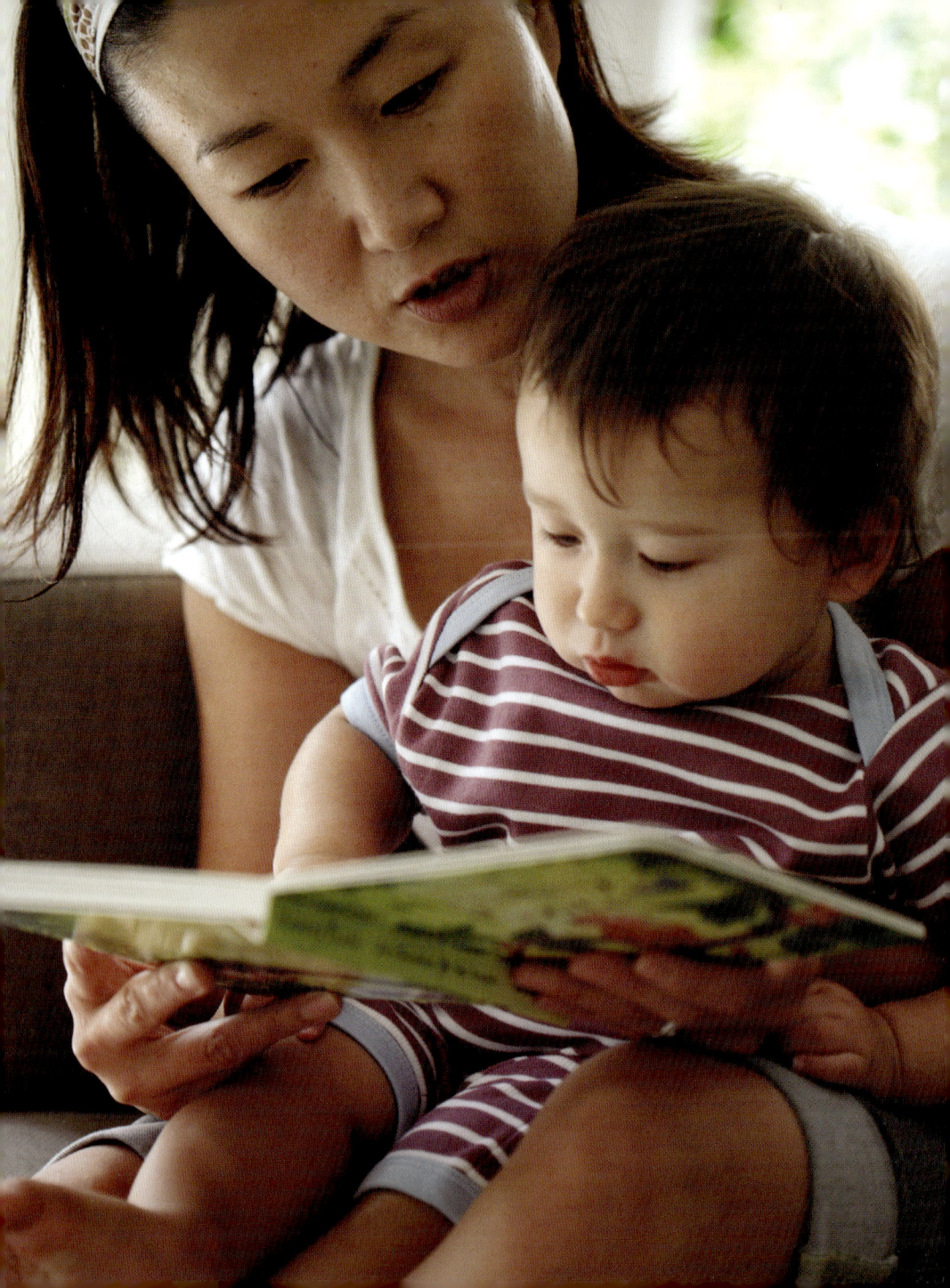

Rückkehr ins Arbeitsleben

Vorbereitung auf Ihre Rückkehr

Selbst Karrierefrauen fällt es schwer, ihr Kind allein zu lassen, um ins Arbeitsleben zurückzukehren. Unter Umständen müssen Sie eher wieder arbeiten, als Sie es wollten. Hier einige Tipps, wie Sie Ihren Wiedereinstieg vorbereiten und ihn sich erleichtern.

- ○ **Wieder arbeiten heißt nicht, dass Sie abstillen müssen.** Finden Sie heraus, ob es am Arbeitsplatz eine ruhige Ecke gibt, wo Sie abpumpen können, und einen Kühlschrank für die Lagerung der Milch.

- ○ **Legen Sie schon Wochen vorher** einen Vorrat an. In einem geschlossenen, sterilen Behältnis eingefrorene Muttermilch hält sich mehrere Monate

- ○ **Die Betreuung sollte rechtzeitig organisiert** (siehe S. 181–183) und geprobt sein. Wenn Ihr Kind an den neuen Tagesablauf gewöhnt ist, fällt die Trennung am ersten Arbeitstag leichter.

- ○ **Informieren Sie sich 1–2 Wochen vor Ihrem ersten Arbeitstag bei Vorgesetzten und Kollegen** über die Ereignisse während Ihrer Abwesenheit. Sie werden sich wohler fühlen, wenn Sie vorbereitet sind.

- ○ **Stellen Sie ihnen vorab Ihren Sprössling vor,** z. B. in der Mittagspause, um sie zu erinnern, warum Sie abwesend waren, und Ihnen den Wiedereinstieg zu erleichtern.

- ○ **Beginnen Sie möglichst an einem Mittwoch oder Donnerstag,** damit Sie nicht gleich eine ganze Woche vor sich haben.

- ○ **Halten Sie sich an die Arbeitszeiten.** Manche Leute nutzen leider jede Gelegenheit, um zu beweisen, dass Kinder und Karriere nicht unter einen Hut zu bringen sind.

- ○ **Trennen Sie zwischen Berufs- und Privatleben.** Planen Sie einen regelmäßigen Anruf bei der Kinderbetreuung ein, dann konzentrieren Sie sich auf Ihre Arbeit.

- ○ **Achten Sie auf Ihr Wohl.** Kind, Haushalt und Beruf auf einen Nenner zu bringen, ist anstrengend. Machen Sie Pausen, trinken Sie genug und ernähren Sie sich gesund.

- ○ _____

- ○ _____

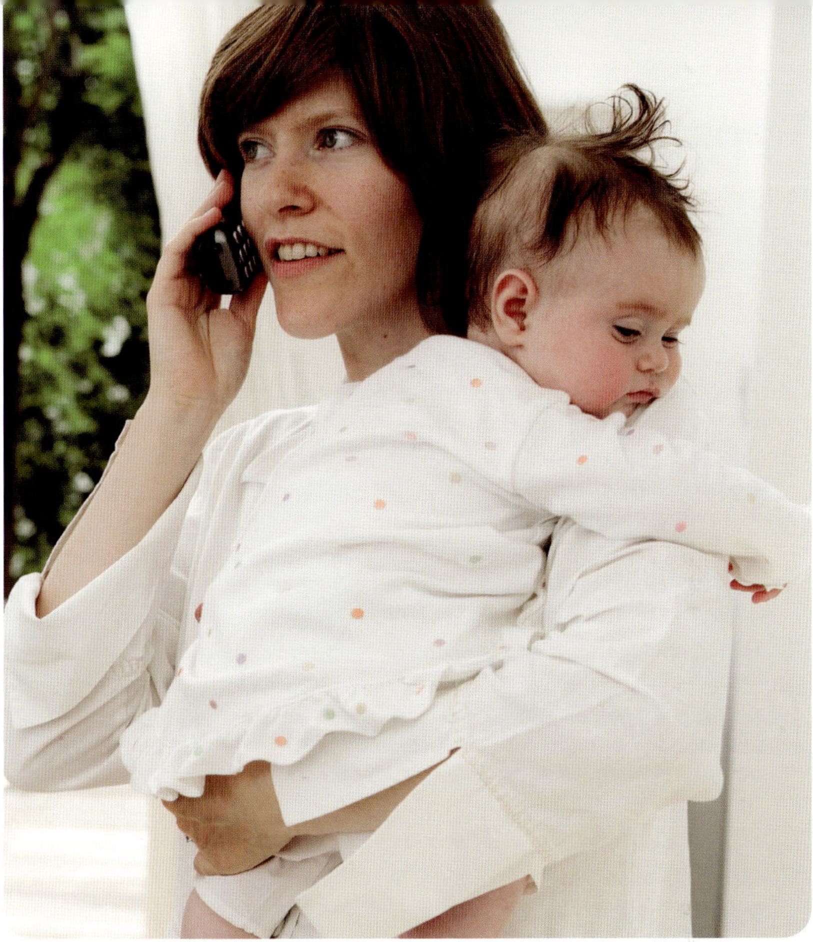

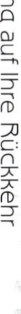

Arbeitsalternativen

Teilzeit, Home-Office oder flexible Arbeitszeiten sind ideal für Frauen, die in den Beruf zurückkehren wollen oder müssen, aber in den ersten Jahren mehr Zeit mit ihrem Kind verbringen möchten. Es erfordert Selbstdisziplin, sich an die Arbeitszeit zu halten, für die Sie bezahlt werden, sich zu konzentrieren und die erwartete Leistung zu erbringen. Sie müssen Berufs- und Privatleben strikt trennen, um die Doppelbelastung zu bewältigen, ohne dass Kind oder Karriere darunter leiden. Legen Sie genaue Arbeitszeiten fest. Seien Sie nur Mutter, wenn Sie bei Ihrem Kind sind und nur Karrierefrau, wenn Sie in der Arbeit sind.

Tipps für Berufstätige

Es ist nicht leicht, Privat- und Berufsleben auf einen Nenner zu bringen, und ein Baby kann die Situation noch erschweren. Hier einige Tipps, wie Sie beides erfolgreich gestalten.

- ○ **Sie müssen nicht Superwoman sein.** Niemand ist perfekt, und wenn Hausarbeit liegen bleibt, Ihr Kind einmal nicht gebadet wird und Sie eine DVD einlegen statt mit ihm zu spielen, geht die Welt nicht unter.

- ○ **Behandeln Sie die Betreuungsperson mit Respekt.** Sie sind auf sie angewiesen und möchten, dass sie zufrieden ist, wenn sie sich um Ihr Kind kümmert.

- ○ **Lernen Sie, Nein zu sagen.** Kind, Familie und Beruf sollten ganz oben auf der Prioritätenliste stehen. Finden Sie heraus, was Sinn und Spaß in Ihrem Leben macht, und klammern Sie alles andere aus.

- ○ **Keine Schuldgefühle:** Viele berufstätige Mütter würden lieber zu Hause bleiben. Aber wenn es nicht geht, machen Sie das Beste aus der Situation.

- ○ **Achten Sie auf sich selbst.** Eine erschöpfte, schlecht ernährte, emotional ausgelaugte Mutter ist für niemanden von Nutzen. Sie können mehr Bälle in der Luft halten, wenn es Ihnen gut geht.

- ○ **Kümmern Sie sich um Ihre Beziehung.** Ihr Freund oder Mann ist auch Teil des Teams und braucht viel Liebe, Zeit und Anerkennung.

- ○ **Haben Sie immer einen Plan B bereit.** Oft kommt es anders als gedacht, daher sollten Sie immer eine Alternative in petto haben.

- ○ **Sorgen Sie am Arbeitsplatz für eine klare Linie.** Sie hatten vielleicht einmal einen 24-Stunden-Job. Jetzt sind Sie aber nicht mehr rund um die Uhr verfügbar. Wenn Sie Ihre Grenzen von Anfang an abstecken, gibt es weniger Stress.

- ○ **Vernetzen Sie sich mit anderen berufstätigen Müttern,** um sich auszutauschen und als Unterstützung im Alltag und in Krisensituationen.

- ○ **Teilen Sie sich mit Ihrem Partner Hausarbeit und Kinderbetreuung,** damit beide eine Verschnaufpause haben.

- ○ ....

- ○ ....

Die richtige Kinderkrippe wählen

Krippenplätze sind rar und es kann dauern, den richtigen zu finden, der Ihren und den Bedürfnissen Ihres Babys entspricht. Beginnen Sie mit der Suche, sobald Sie wissen, dass Sie ins Berufsleben zurückkehren werden.

Achten Sie dabei auf:

- ○ **Den Betreuungsschlüssel:** Die Anzahl der Betreuer, die für die Kinder zur Verfügung stehen, ist gesetzlich vorgeschrieben.
- ○ **Trennung nach Altersgruppen,** damit Ihr Kind eine altersgerechte Betreuung erhält
- ○ **Ein pädagogisches Konzept,** das Ihrem eigenen entspricht
- ○ **Langjährige Mitarbeiter,** versiert in Erster Hilfe, Kinderkrankheiten und medizinischer Betreuung
- ○ **Betreuer mit fundierter Aus- und Weiterbildung,** um mit aktuellen Themen (Ernährung, Entwicklung des Kindes etc.) Schritt zu halten
- ○ **Liebevolle Betreuer,** die ernstes Interesse an Kindern zeigen
- ○ **Eine verantwortliche Betreuungsperson für jedes Kind**
- ○ **Klare Sicherheitsrichtlinien in Theorie und Praxis**
- ○ **Altersspezifische Stimulation für Ihr Kind**
- ○ **Altersgemäße Spielsachen und Bücher, in gutem Zustand**
- ○ **Ruhiger Schlaf- und hygienischer Essbereich**
- ○ **Informationen über den Tagesablauf des Kindes**
- ○ **Politik der offenen Tür,** sodass Sie unangemeldet vorbeikommen können und sich jederzeit willkommen fühlen
- ○ **Gute Beurteilungen** oder persönliche Referenzen; erkundigen Sie sich bei anderen Eltern.
- ○ **Verlassen Sie sich auf Ihren Instinkt.** Zufriedene Kinder und liebevolle Betreuer sind die beste Empfehlung.
- ○ _____
- ○ _____

Die richtige Kinderfrau finden

Es kann sehr entmutigend sein, Ihr Baby jemand anderem zu überlassen und Sie sollten eine enge Beziehung zu der Person entwickeln, die Ihr Kind betreut. Überprüfen Sie die Kandidatinnen auf Herz und Nieren und verlassen Sie sich bei der Entscheidung auf Ihr Bauchgefühl, das selten trügt.

- ○ **Konzipieren Sie eine Arbeitsplatzbeschreibung,** die alle Betreuungsaspekte und Wünsche beinhaltet.

- ○ **Fassen Sie diese in einer kurzen Liste zusammen,** um Themen, Rückmeldungen, Ideen und Meinungen durchzusprechen.

- ○ **Ihr Kind sollte bei dem Vorstellungsgespräch dabei sein.** Die Kandidatin sollte sich interessiert zeigen, mit ihm spielen und liebevoll sein.

- ○ **Lassen Sie sich eine Bescheinigung** für einen Kurs in Erster Hilfe, Zertifikate, Diplome und Führerschein vorlegen.

- ○ **Bitten Sie um mindestens 2 persönliche und fachliche Referenzen.**

- ○ **Basiswissen und Ansichten über Kindererziehung** sollten modern sein und mit Ihren übereinstimmen.

- ○ **Sie sollte viele Ideen haben, um Ihr Kind kreativ zu beschäftigen.**

- ○ **Sie sollte Ihr Konzept** hinsichtlich Ernährung und Essenszeiten teilen oder bereit sein, es zu übernehmen.

- ○ **Sie sollte Ihre Einstellung zum Thema Disziplin komplett teilen.**

- ○ **Organisationstalent ist notwendig.** Sie sollte alle wichtigen Aufgaben im Alltag Ihres Kindes übernehmen können.

- ○ **Erkundigen Sie sich, wo sie sich in 5 Jahren sieht.** Die Kontinuität der Betreuung ist für kleine Kinder wichtig.

- ○ **Erkundigen Sie sich nach persönlichen Stärken und Schwächen,** und horchen Sie auf, falls sie letztere verschweigt.

- ○ **Sie sollte flexibel** und bereit sein, Überstunden zu machen oder den Urlaub auf Ihren abzustimmen.

- ○ ....

- ○ ....

Die richtige Tagesmutter finden

Ihr Kind bei jemand anderem zu Hause beaufsichtigen zu lassen ist oft eine gute Lösung für das Betreuungsproblem. Das Kind profitiert von der Gesellschaft einer kleinen Gruppe anderer. Achten Sie auf folgendes:

○ **Ein anerkanntes Zertifikat,** das die Teilnahme an einem Tagesmutterkurs belegt, und Referenzen von anderen Eltern

○ **Nicht zu viele Kinder:** Es ist gesetzlich festgelegt, wie viele Kinder jeden Alters beaufsichtigt werden können und das sollte eingehalten werden.

○ **Positive Ausstrahlung,** Freundlichkeit und offenkundiges Interesse an ihren Schützlingen

○ **Jemand mit vielen Ideen,** um Ihr Kind altersgerecht zu beschäftigen

○ **Saubere, einladende, rauchfreie Umgebung** mit Spielbereich im Freien

○ **Gleiche Einstellung zum Thema Fernsehen**

○ **Kenntnis und Erfahrung in Erster Hilfe**

○ **Gleiche Einstellung zu Disziplin, Sauberkeitstraining und Ernährung**

○ **Bereitschaft, einen Vertrag zu unterschreiben** bezüglich Arbeitsstunden, Regelungen im Krankheitsfall der Tagesmutter oder Ihres Kindes, Änderungen im Tagesablauf und Arbeitsentgelt

○ **Flexibilität,** falls Sie sich verspäten oder zur Arbeit müssen

○ _____

Auf dem Laufenden bleiben

Bitten Sie die Tagesmutter, Notizen über Aktivitäten, Mahlzeiten, Spielsachen, Schlafzeiten und Meilensteine der Entwicklung Ihres Kindes vorzulegen.

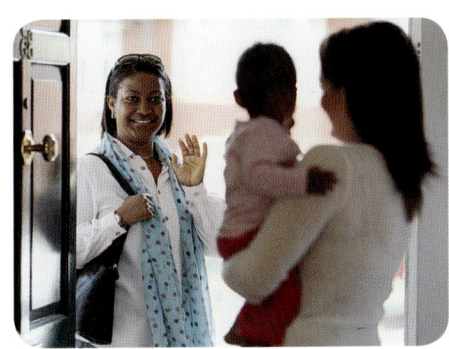

Trennungsangst lindern

Im Alter von etwa sechs Monaten, wenn Ihr Kind eine starke Bindung zu Ihnen als primäre Bezugsperson entwickelt hat, beginnen oft Trennungsängste. Sie können die Trennung erleichtern und sie für beide zu einer positiven Erfahrung machen.

○ **Vermeiden Sie Trennungen nicht um jeden Preis.** Ihr Kind sollte sich frühzeitig an andere Menschen gewöhnen.

○ **Verlassen Sie den Raum** und kehren Sie gleich darauf zurück. So lernt Ihr Kind schon früh, dass Sie wiederkommen.

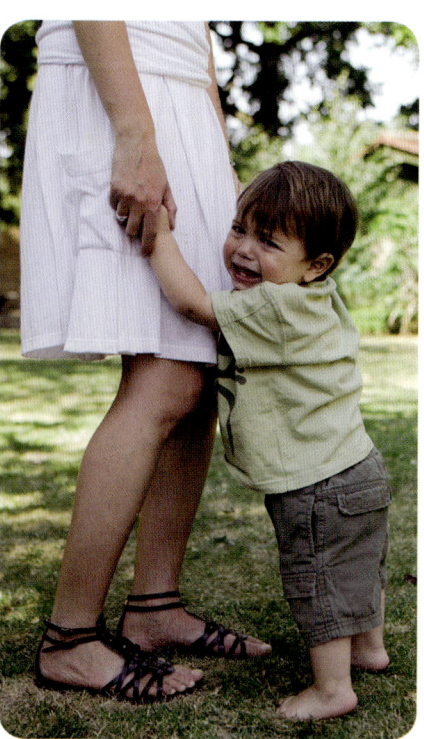

Seien Sie nett zu sich selbst!

Schuldgefühle sind destruktiv, schwächen das Selbstbewusstsein und die Beziehung zu Ihrem Kind. Alle Mütter leiden bisweilen unter dem »Rabenmutter-Syndrom«. Akzeptieren Sie, dass das vorhersehbar ist und klopfen Sie sich bewusst auf die Schulter, weil Sie es schaffen, viele Herausforderungen gleichzeitig zu meistern. Sie tun Ihr Bestes und wahrscheinlich machen Sie alles hervorragend. Also erkennen Sie Ihre Leistungen an und machen Sie sich bewusst, dass auch Kinder und berufstätige Mütter ein glückliches und erfülltes Leben führen können.

○ **Gewöhnen Sie Ihr Kind schrittweise an Babysitter (und Betreuer),** bevor es mit ihm allein ist.

○ **Stellen Sie Ersatzobjekte,** z. B. Teddy oder Schmusedecke zur Verfügung, mit denen Ihrem Baby die Trennung leichter fällt. Ein hinterlassener Schal oder ein T-Shirt mit Ihrem Duft können den Übergang auch erleichtern.

○ **Nehmen Sie den Stress Ihres Babys ernst.** Trösten und beruhigen Sie es. Sagen Sie ihm, dass Sie wissen, wie traurig es ist, dass Sie es lieben und bald zurück sind.

○ **Verabschieden Sie sich immer.** Wortloses Verschwinden löst Unsicherheit aus. Wenn Sie auf Wiedersehen sagen, erinnert es sich, dass Sie gehen, aber immer zurückkehren.

○ **Ihr Kind braucht viel Zuwendung** vor und nach der Trennung. Kalkulieren Sie vorher und nachher genug Zeit dafür ein.

○ **Begegnen Sie der Betreuungsperson mit Wärme und Anerkennung.** Wenn Ihr Kind spürt, dass Sie sich in ihrer Gesellschaft wohlfühlen, wird es lieber bei ihr bleiben.

○ **Sprechen Sie darüber.** Signalisieren Sie Vorfreude auf dem Weg zur Krippe oder vor Eintreffen der Betreuungsperson. Positive Gefühle wirken ansteckend.

○ **Versuchen Sie, weder zu weinen noch Besorgnis zu zeigen.** Wenn Ihr Baby spürt, dass etwas nicht in Ordnung ist, vergrößern Sie damit nur den Stress. Sie müssen zur Arbeit und Ihr Kind wird ohne Sie eine tolle, erfüllende und lustige Zeit verbringen.

○ **Versuchen Sie, pünktlich zurückzukehren.** Wenn Sie nicht zur erwarteten Zeit da sind (z. B. um Ihr Kind abends zu baden oder zu füttern), nähren Sie Angst und Misstrauen.

○ **Denken Sie daran, dass auch Sie unter Trennungsangst leiden können.** Bedenken Sie, dass Sie eine zuverlässige Betreuungsperson gewählt haben, der sie vertrauen, und bei der Ihr Kind gut aufgehoben ist.

○ _____

○ _____

○ _____

Betreuung: Urlaub und Krankheit

Auch das beste Arrangement kann zusammenbrechen, wenn Ihr Kind oder die Betreuungsperson erkrankt oder in Urlaub geht. Für solche und andere Notfälle sollten Sie einen Alternativplan haben, falls niemand verfügbar ist, um auf Ihr Baby aufzupassen.

○ **Alle Kinder werden irgendwann krank,** weil ihr Immunsystem unausgereift ist. Informieren Sie sich vorab über die Krankheitsregelung von Kinderkrippe oder Tagesmutter.

○ **Denken Sie auch daran, dass alle Betreuer ein Anrecht auf Urlaub haben** (und Urlaubsgeld). Klären Sie vorab die Termine.

○ **Bei Krankheit Ihres Kindes (unter 12 Jahren) hat jedes Elternteil Anspruch, auf 10 Tage Freistellung pro Jahr,** was nicht heißt, dass Arbeitgeber und Kollegen glücklich darüber sind. Die ersten 5 Tage ist die Freistellung voll bezahlt, danach besteht bei gesetzlich Versicherten für weitere 5 Tage Anspruch auf Kinderpflegekrankengeld.

○ **Vielleicht können Sie von zu Hause arbeiten,** wenn Ihr Kind krank ist. Sorgen Sie für einen Zugang zu Ihrem Bürorechner und Arbeit, die Sie mitnehmen können.

○ **Home-Office ist eine gute Option bei längerer Krankheit** oder während der Urlaubszeit (von Krippe oder Betreuungsperson). Vielleicht kann das Au-pair-Mädchen einer Freundin oder die Mutter stundenweise einspringen, damit Sie Ihr Arbeitspensum schaffen.

○ **Wechseln Sie sich nach Möglichkeit mit Ihrem Partner bei der Betreuung Ihres kranken Kindes ab.**

○ **Klären Sie, ob Verwandte und Freunde** kurzfristig aushelfen können.

○ **Informieren Sie sich, ob eine andere Mutter bereit wäre,** Kinderfrau oder Aupair notfalls zu teilen, für eine ähnliche Gegenleistung, wie Babysitten am Abend.

○ **Ein unterstützendes Netz** am Arbeitsplatz und mit anderen Müttern in der Krippe erleichtert den Austausch von Diensten und Gefälligkeiten.

○ **Keine Schuldgefühle, wenn Sie um einen Gefallen bitten.** Wir sind darauf konditioniert, darin eine Schwäche zu sehen, aber berufstätige Mütter brauchen jede Unterstützung.

○ **Seien Sie ehrlich gegenüber Arbeitskollegen.** Sie wissen es zu schätzen und sind wahrscheinlich eher bereit, zu helfen.

○ **Nehmen Sie Kontakt zu einer Arbeitsvermittlungsagentur auf.** Sie müssen die kurzfristige Betreuung bezahlen, ersparen sich aber viel Stress und Sorgen.

○ **Sorgen Sie für Ersatz während der Urlaubszeit der Betreuungsperson.** Studentinnen oder angehende Erzieherinnen sind oft froh, wenn Sie Geld verdienen und Erfahrungen sammeln können.

○ **Schließen Sie sich einer »Zeitbank« an,** wo Sie z. B. durch Babysitten ein Zeitguthaben erwerben und in Form von »Betreuungsstunden« einlösen können.

○ **Nehmen Sie möglichst zur gleichen Zeit Urlaub wie die Betreuungsperson.** Sie ersparen sich den Stress, für Ersatz zu sorgen, und genießen die Zeit mit der Familie.

○ _____

○ _____

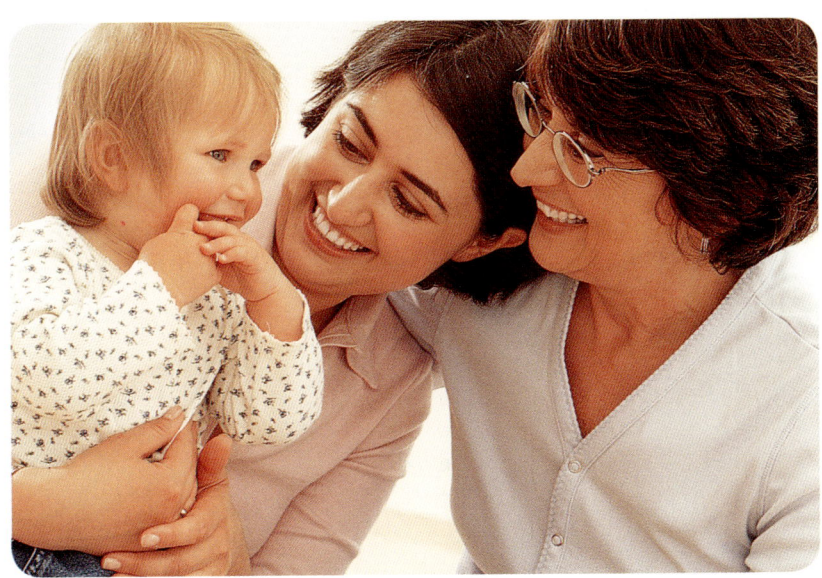

Zu Hause bleiben

Zu Hause beim Kind zu bleiben ist für viele ein Luxus, kann aber harte Arbeit sein. Doch Geduld und gute Nerven zahlen sich am Ende aus, denn die Erfahrung ist unvergleichlich wertvoll.

○ **Die Option sollte finanziell tragbar sein.** Wenn die Finanzlage so angespannt ist, dass die Familienbeziehungen darunter leiden, sollten Sie nochmals darüber nachdenken.

○ **Leben Sie probeweise einige Monate von einem Gehalt** vor oder nach der Geburt des Babys und legen Sie das Mutterschaftsgeld auf die hohe Kante.

○ **Denken Sie auch an die betrieblichen Leistungen, die Sie möglicherweise einbüßen,** z. B. Arbeitgeberbeiträge zur Renten- oder Krankenversicherung, Firmenwagen etc. Die finanziellen Einbußen könnten größer sein, als Sie erwarten.

○ **Informieren Sie sich über die betrieblichen Leistungen Ihres Partners.** Es könnte kostengünstiger sein, wenn Ihr Partner zu Hause bleibt und die Betreuung übernimmt.

○ **Bilden Sie ein Netzwerk, bestehend aus anderen Müttern.** Die Beschäftigung ist für Sie beide wichtig und Sie können Ideen, Sorgen und Informationen teilen.

○ **Nehmen Sie sich Auszeiten,** um Zeitung zu lesen oder Hausarbeit und Einkäufe zu erledigen. Die Kleinen sollten lernen, dass Eltern ihre Aufmerksamkeit von Zeit zu Zeit auch anderen Dingen zuwenden müssen.

○ **Bleiben Sie durch Kurse und andere Aktivitäten beruflich auf dem Laufenden,** um für einen potenziellen Wiedereinstieg ins Berufsleben gerüstet zu sein.

○ _____

○ _____

○ _____

○ _____

Register

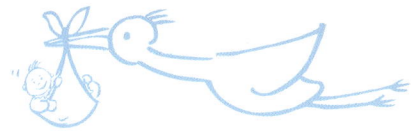

Nützliche Internetadressen

Geburtsoptionen

○ www.gfg-bv.de (Gesellschaft für Geburtsvorbereitung, Familienbildung und Frauengesundheit)
www.geburtshaus.de (Netzwerk der Geburtshäuser)
www.hebinfo.de (Wassergeburt)
www.bdh.de (Hebammenverband)
www.bfhd.de (Verband freiberuflicher Hebammen)
www.nanaya.at (Zentrum für Schwangerschaft, Geburt und Leben mit Kindern)
www.forum-geburt.ch
www.hebammen.at (Hebammenverband)
www.hebamme.ch (Hebammenverband)

Stillberatung

○ www.afs-stillen.de (Bundesverband Arbeitsgemeinschaft freier Stillgruppen)
www.lalecheliga.de
www.lalecheliga.at
www.stillberatung.ch (La Leche Liga)

www.stillen.ch (Berufsverband Schweizerischer Stillberaterinnen)

Ernährung

○ www.fke-do.de (Forschungsinstitut für Kinderernährung Dortmund)
www.dge.de (Deutsche Gesellschaft für Ernährung)
www.oege.at (Österreichische Gesellschaft für Ernährung)
www.sge-ssn.ch (Schweizerische Gesellschaft für Ernährung)

Unterstützung für Eltern

○ www.deutscher-familienverband.de
www.vamv.de (Verband alleinerziehender Mütter und Väter)
www.nanaya.at
www.profamilia.ch
www.muetterberatung.ch (Mütter- und Väterberatung)

Danksagung

Danksagung des Autors

Ich danke Peggy Vance, Peggy Warren und Helen Murray von DK für die hervorragende Idee und ihre Verwirklichung. Ein Dank an Angela Baynham und Helen für redaktionelle Betreuung und Ideen und an Hanna Moore und Liz Sephton für das wunderbare Design. Ich danke auch dem National Childbirth Trust, Annabel Karmel und AIMS für die Informationen, der Homöopathin und Hypnotherapeutin Melanie Woolcombe. Die frisch gebackenen Mütter Karol Allen und Erica Manger brachten mir viel bei und prüften die Checklisten auf Genauigkeit. Und ich danke meinen eigenen Kindern Marcus, Cole und Luke, die mir die Erfahrung ermöglichten, die ich brauchte, um das Buch zu schreiben.

Danksagung des Verlags

DK dankt Hilary Bird für den Index, Salma Hirani für das Korrekturlesen und Lizzie Ette für die Überprüfung der Informationen in diesem Buch.

Bildmaterial

Der Verlag dankt für die Erlaubnis zum Abdruck folgender Fotografien:

Corbis, Bild 100 71 (links), Mutter & Kind Picture Library; Ian Hooton 112 (links)

Alle anderen Bilder © Dorling Kindersley

Weitere Informationen unter

www.dkimages.com